U0273786

平脉辨证仲景脉学

李士懋　田淑霄　著

中国中医药出版社

·北　京·

图书在版编目（CIP）数据

平脉辨证仲景脉学 / 李士懋，田淑霄著 . —北京：中国中医药出版社，2015.6（2023.1 重印）

（李士懋田淑霄医学全集）

ISBN 978–7–5132–1565–7

Ⅰ . ①平… Ⅱ . ①李… ②田… Ⅲ . ①脉学 Ⅳ . ① R241.1

中国版本图书馆 CIP 数据核字（2013）第 160980 号

中国中医药出版社出版

北京经济技术开发区科创十三街31号院二区8号楼

邮政编码 100176

传真 010-64405721

三河市同力彩印有限公司印刷

各地新华书店经销

*

开本 880×1230 1/32 印张 8 彩插 0.5 字数 189 千字

2015 年 6 月第 1 版 2023 年 1 月第 4 次印刷

书号 ISBN 978–7–5132–1565–7

*

定价 38.00 元

网址 www.cptcm.com

如有印装质量问题请与本社出版部调换（010-64405510）

我们毕生献身于中医事业，也深深地热爱中医事业。愿中医学发扬光大，再创辉煌，光耀世界。

李士懋　田淑霄

我们毕生献身于中医事业，也深深地热爱中医事业。愿中医学发扬光大，再创辉煌，光耀世界。

李士懋　田淑霄

内容提要

　　李士懋、田淑霄教授在多年的学习与临床实践中，形成了以脉诊为中心的辨证论治方法。本书为作者对辨证论治方法及对脉学理解的代表性著作。

　　作者提出的辨证论治方法可概括为以下六点：①以中医理论为指导；②胸有全局；③以脉诊为中心；④首分虚实；⑤动态辨证；⑥崇尚经方。认为脉诊在疾病的诊断中起着决定性的作用，可以据脉判断疾病性质、病位、病情轻重程度及病势。并结合自己的心得，对仲景脉学进行了研究归纳，阐明了自己的诊病特点。

　　本书适合中医临床医生、中医教育者、中医研究者及中医医学生阅读。

作者简介

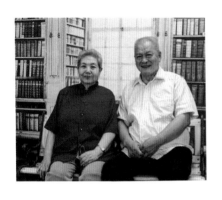

李士懋，男，1936年生于山东省黄县，1956年毕业于北京101中学，1962年毕业于北京中医学院（现北京中医药大学）。现任河北中医学院教授、主任医师、博士生导师，为第二、三、四、五批全国老中医药专家学术经验继承工作指导老师。2008年获河北"十二大名医"称号。2014年获"国医大师"称号，终身成就奖。

田淑霄，女，1936年生于河北蠡县，1956年毕业于北京实验中学，1962年毕业于北京中医学院。现任河北中医学院教授、主任医师、硕士生导师、中医临床博士生导师。享受国务院政府特殊津贴。为第三、四、五批全国老中医药专家学术经验工作指导老师。2008年获河北"十二大名医"称号。

夫妻相濡以沫，从医50余年来，二人合著以"溯本求源、平脉辨证"为主线的十几本专著，纂为《李士懋田淑霄医学全集》。

丛书前言

我们从医50余年来，曾东一耙子西一扫帚地写了十几本专著，皆有感而发。今应中国中医药出版社之邀，经修改、增删、重新编排，合为《李士懋田淑霄医学全集》。抚思所著，始终有一主线贯穿其间，即"溯本求源，平脉辨证"。

当前，由于国家的重视、支持，中医呈现空前大好机遇，然亦面临生死存亡的挑战，此非耸人听闻，而是现实的危险。其原因固多，而中医队伍学术思想混乱乃一死穴。学术思想的混乱，集中表现于辨证论治这一核心特色上，众说纷纭，莫衷一是，令人迷茫。难怪一些中医老前辈振臂高呼"中医要姓中"，几千年的中医学如今连姓什么都不知道了，岂不哀哉！

怎么办？我们在半个多世纪领悟经典、临床磨砺、苦苦求索的基础上，提出"溯本求源，平脉辨证"。辨证论治是中医的核心特色，我们更提出"平脉辨证"是辨证论治体系的精髓、灵魂。贯穿全部拙著的主线为"溯本求源，平脉辨证"；指导我们临床诊治的亦此主线；

自古以来，中医著作汗牛充栋，衡量其是非优劣的标准亦此主线；判断当今诸多学说、著作、论文、科研成果是非高下的标准仍为此主线。吾等已垂垂老矣，尚奋力鼓呼，缘于对中医学的难解情缘。

全集共分七个部分：

第一部分为溯本求源，包括《平脉辨证仲景脉学》（含此前已经发表过的《溯本求源，平脉辨证》理论部分及新撰写的《仲景脉学求索》）、《伤寒论冠名法求索》、《平脉辨证经方时方案解》，主要谈仲景是如何创立并应用辨证论治体系的。

第二部分为脉学研究，主要为《平脉辨证脉学心得》（含以前已经发表过的《脉学心悟》《濒湖脉学解索》及《溯本求源，平脉辨证》脉案部分）。主要谈我们在脉学方面的一些见解。

第三部分为平脉辨证这一体系的实例印证，包括《平脉辨证治专病》（含此前已经发表过的《冠心病中医辨治求真》《中医临证一得集》的专病部分）、《田淑霄中医妇科五十六年求索录》、《平脉辨证传承实录百例》。

第四部分为平脉辨证温病研究，主要为《平脉辨证温病求索》（包括以前发表过的《温病求索》和新撰写的《叶天士温热论求索》《薛生白湿热论求索》）。

第五部分为平脉辨证治疗大法求索，包括《论汗法》（含此前已经发表过的《汗法临证发微》）、《火郁发之》。

第六部分为医案选编，主要为《平脉辨证相濡医案》（含此前已经发表过的《相濡医集》的医案部分）。

第七部分为论文选编，主要为《平脉辨证相濡医论》（含此前已经发表过的《相濡医集》的医论部分）。

编纂《李士懋田淑霄医学全集》之际，对已刊出拙著全部进行修改、删增、重新编排，又增部分新撰写的论述，目的在于竖起"平脉辨证"这一旗帜，引领中医走上振兴之康庄大道。

李士懋　田淑霄

2014 年 9 月

书于相濡斋

目录

CONTENTS

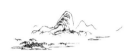

2

第一章
溯本求源，平脉辨证

前　言

　　皆云中医的核心特色、精髓是辨证论治，它融理论与实践为一炉，是中医之本。但如何理解和应用辨证论治，却见解不一，虽见仁见智，但亦不乏模糊甚至混淆之谈，势必影响临床疗效及中医学的继承与发扬，故有深入探讨以求正本澄源之必要。本篇中，吾将阐明以下几点：①何谓辨证论治；②对辨证论治一些提法的商榷；③我对辨证论治的理解与运用；④临床运用实例举隅。

　　我毕生追求辨证论治水平的提高，在半个多世纪的学习与临床实践中，形成了以脉诊为中心的辨证论治方法。这一辨证论治方法可概括为以下六点：①以中医理论为指导；②胸有全局；③以脉诊为中心；④首分虚实；⑤动态辨证；⑥崇尚经方。

　　这六点本是一个中医大夫应有的素养，并非什么特色，更谈不上什么创见或学术思想。但在学术异化的今天，反倒成了我本非特色的特色，故有书之的必要。

再者，我本临床出身，半路转为教师，然临证未辍。承蒙学生抬爱，每于出诊时，随诊的人很多，有本科生、研究生、留学生、教师，又有高徒、国家及省内中医优秀人才，还间有外省来学的同行。大家都带着很高的期望而来，这给我很大压力与鞭策，每看一个病人，都是在众目睽睽之下的一次考试。这种考试，真真切切，无法作弊，来不得半点虚假。看病时总要讲讲我为什么这样看，讲得可能振振有词，复诊时病人反映不好，再讲的勇气就挫了很多。这迫使我努力学习，认真总结，不断提高自己的辨证论治水平，企盼不辜负病家及诸学人的期望。

我身为教师，当授人以渔。中医之渔何在？关键是临床思辨方法，亦即辨证论治体系。在与诸学人共同学习、实践的过程中，曾断续讲述自己的思辨方法，但不系统、完整。为使各位便于掌握，亦有整理成册之必要，并求正于同道。倘能对提高中医思辨能力或有小补，则余心幸甚。

李士懋　田淑霄

2009 年 8 月 14 日

书于相濡斋

第一节　何谓辨证论治

辨证论治是中医的核心特色、精髓，这早已是中医界的共识。几千年来，所有的中医，皓首穷经，呕心沥血，其实都在干着同一件事，就是钻研辨证论治的真谛，一个中医大夫水平高低全在于兹。正确掌握辨证论治体系，首先要方法对头，再加上长期的苦读、实践磨炼,方可最终达到一个较高境界;若方法不对头,恐事倍功半,甚至走上歧路。我亦毕生追求辨证论治水平的提高,但如何理解和运用辨证论治,大家见解却不尽相同,方法各异,视角、层次相殊。这不仅直接影响着临床疗效,亦关系着中医的继承发扬与未来,故有深入探讨之必要。

辨证论治的理论之源来自《内经》,其本则肇端于《伤寒论》《金匮要略》。所以,正本澄源,就是要努力继承《内经》的理论和仲景的辨证论治体系和思辨方法。

辨证论治,包括辨证与论治两大部分。辨证,就是在中医理论指导下,对四诊所采集的有关疾病的信息资料进行分析综合,最终确定其证的思辨过程,即为辨证。论治,就是依据辨证结果,以确定治则、治法、方药及将息法的思辨过程。两部分相合,即为辨证论治。

一、何谓辨

所谓辨,就是对四诊所采集的临床资料,在中医理论指导下,按由表及里、由此及彼、去粗取精、去伪存真的方法,进行分析综合的思辨过程。这个思辨过程的最终目的,在于确定证。

仲景《伤寒论》六经病每篇标题的第一个字就是辨,如"辨太阳病脉证并治"。仲景将辨字置于病脉证治之上,这就突显"辨"的显赫地位与价值。辨,是中医的灵魂。

既然要辨,就要明确四个问题:即为什么辨,怎么辨,辨的依据是什么,辨的目的是什么。

1. 为什么辨

中医看病为什么需要辨,而且必须辨呢?这是由中医形成的历史条件和理论体系特点所决定的。中医是实践医学，是在千万年的劳动实践中形成的。远古人们为求得生存，在寻找食物与对抗自然环境侵害的过程中，逐渐发现了有医疗作用的药物与针砭等，这些医疗经验经几千几万年的积累，日渐丰富。面对大量的医疗经验，必须加以整理、归纳、升华，以便驾驭，于是借助当时的哲学、天文、地理等各学科的成就，相互渗透、交融，形成了以阴阳五行学说为核心的理论体系。

这一理论体系，是建立在朴素的辩证唯物主义基础上的科学。它是在宏观层面，整体地把握人体的生理、病理及治疗规律，自有别于西医的以分析还原理论为基础的理论体系。它具有强大的生命力，而且具有稳定性、开放性和前瞻性。在以《内经》为标志的这一理论体系形成之后，不断地吸收周围民族、中亚、海外的医学知识丰富自己，而且经过历代医家的不断发展、创新，使这一理论体系更臻丰富、完善。时至今日，诸多先进理论思想，仍引领着未来医学发展的方向。君不见世界卫生组织发布的《迎接21世纪的挑战》报告，提出21世纪人类医学发展的方向是："从疾病医学向健康医学发展，从重治疗向重预防发展，从对病灶的改善向重视生态环境的改善发展，从群体治疗向个体治疗发展，从生物治疗向新生综合治疗发展，从强调医生的作用向重视病人的自我保健作用发展，从以疾病为中心向以病人为中心发展。"中医的养生、治未病、整体观、辨证论治的个体化治疗，以人为本、重视调整人体正气，医学与人文科学的紧密结合，强调情志作用及生态环境等，这些理念，与未来医学发展的方向十分吻合，代表了医学发展的趋势、方向，大可不必妄自菲薄。当然，中医由于历史原因，微观发展上确实不足，这是中医的极大缺憾，故又不可夜郎自大。

毋庸讳言，由于历史原因，在当时历史背景下形成的中医理论体系的特点，中医还不可能有理化检查手段，不可能对微观有深入的了解，所以只能极大地发挥医者的直观感觉，通过望、闻、问、切去获取疾病的信息资料。四诊所采集的临床资料，都是疾病个别的表面的现象，反映不了疾病的本质，只能通过外在的表现去推断疾病在里之变化。而且，每一个症又都有很多不同原因所引发，仅凭症，难断其病的性质。再者，中医的症有真假，包括阴阳、表里、寒热、虚实的真假，有兼夹，包括寒热错杂、虚实相兼、表里同病、数邪杂合等，夙病新病，标本缓急，有转化，如阴阳、寒热、虚实、表里的转化，有体质的差异，有时空之别，有同病异治、异病同治之分，还有病人的表述或简或繁、或真或假、或夸大或忽略等，这些现象，都必须在中医理论指导下，司外揣内，进行分析、综合，推断其在里的生理、病理变化，才能求得其性质、病位、程度、病势，此即证。然后再据证以立法、处方，予以恰当施治。所以，中医必须辨，辨是中医的灵魂，此亦仲景于《伤寒论》每篇标题第一字为辨的意义所在。

2. 怎么辨

辨的方法，就是由表及里、由此及彼、去伪存真、去粗取精的思辨过程。

所谓"由表及里"，是指通过表面现象，推断在里的本质。因为"有诸内，必形诸于外。"在里的生理病理变化，必然有其外在的反映，我们就可通过"司外揣内"的方法，在中医理论指导下，进行分析综合，推断其在里之变化。有人把中医的这一特点称为黑箱理论，黑箱中的变化不能直接观察，然而通过外在的现象，即可在中医理论指导下，推断其在里的变化，从而求得本质。

"由表及里"，亦可指病位之表里。有病在里而现表证者，有病在表而现里证者，则须依据四诊，分辨其在表、在里。如寒邪在表的麻黄汤证，有寒热、头身痛、无汗、脉紧表证的同时，可兼在里的喘而胸满、呕逆等。内伤劳倦的补中益气汤证，是"气高而喘，身热而烦，其脉洪大而头痛，或渴不止，皮肤不任风寒而生寒热。"本是脾气虚之里证，但症似外感。究竟是表证还是里证，还是表里相兼证，皆须辨。故李东垣有《内外伤辨惑论》之辨。

所谓"由此及彼"，是由于中医整体观这一特点所决定的。整体观体现在两点：一是天人相应，人与自然、社会是一整体；二是人本身是一整体，人身的各脏腑、组织、器官紧密相连，生理上相生相克，病理上相互影响、传变，是一个有机整体，而不是相互分割、孤立、静止的。但如何相互联系、传变，如何运动变化，孰为主次、孰为真假，皆须从整体出发，进行思辨。

恩格斯说："人是自然的产物。"在生命的诞生和不断进化的漫长过程中，都是自然界运动变化的结果。自然界有昼夜晨昏、月之盈亏、一年的寒暑更迭、六十年一甲子的运动变化周期；还有地域不同，生活习性各异，也深刻地影响着人体的运动变化。所以，人与自然、社会息息相关，是一有机整体，在临床辨证论治中，都必须充分考虑自然、社会对每个人的影响。所以世界卫生组织提出："从对病源的对抗治疗向整体治疗发展，从对病灶的改善向重视生态环境的改善发展。"这一整体观念和生态环境理念，与中医的天人相应、整体观念相符。

"去伪存真"：因病有真假，阴阳、表里、寒热、虚实皆有真假；尚有病家有意无意叙述的假象，皆须去伪存真，以防误判误治。临床上，典型的病证较易辨；但不典型者，复杂多变者就难辨。早在《内经》中就提出"勿实实，勿虚虚"，后世医家据此而引申为"大实有羸状，误补益疾；至虚有盛候，反泻含冤。"强调了虚实补泻的鉴别。仲景在《伤寒论》第11条中提出寒热真假的鉴别，曰："病人身大热，反欲得衣者，热在皮肤，寒在骨髓也；身大寒，反不欲近衣者，寒在皮肤，热在骨髓也。"第7条提出病发于阴或发于阳的鉴别："病有发热恶寒者，发于阳也；无热恶寒者，发于阴也。"临床上，何者为真，何者为伪，须仔细辨识，否则差之毫厘，失之千里。辨其真伪，吾主要凭脉而断。

"去粗取精"：因在四诊所采集的有关疾病的临床资料中，除有真伪详略之分以外，尚有参考价值的权重大小之别。精者，自然是指那些权重大者，能反映疾病本质的症状；而那些权重小、价值不大的症状，就可忽略不计。这些，都是要善于思辨筛选，择其要者以求其真谛。中医的每个证都有它的诊断要点和标准，掌握这些诊断要点是至关重要的。但是，在诸多症状中，如何能准确区分权重大小，抓住权重大的主症，却非易事，要勤求古训，博采众长，不断实践，善于思辨，才能日臻提高，不可能一蹴而就。

3. 辨的依据

思辨过程，不是随心所欲地瞎辨，要有三个依据：一是理论依据，二是辨证的标准依据，三是辨的临床信息依据。

辨的理论依据：辨，必须在中医理论体系指导下，才能正确辨证。脱离或偏离了这个理论体系的指导，或自创一些标新立异与中医理论体系不搭界的新理论，就不可能正确辨证，只能是瞎辨、乱辨、胡辨。这一理论体系，是由《内经》《难经》《伤寒论》《金匮要略》所确立的，温病次之。后世医家的理论发展，若符合中医理论体系，久经实践考验，且被医界公认并传承者，亦属其中。

"大道至简。"中医理论深奥，却并不玄虚，很多理论只要悟懂了，其实是很简单的，就可执简驭繁，抓住要领，灵活运用。如疼痛，包括所有的疼痛，都是因气血不通所致，古代医家概括为"通则不痛，不通则痛"。气血不通的原因，无非虚实两大类，实者邪阻气血不通，其邪，包括六淫、七情及内生五邪；虚者，包括阴阳气血的虚衰，正虚无力相继而不通。治疗大法当实者泻之，虚者补之。又如，所有的汗证，都依"阳加于阴谓之汗"来领悟，或邪阻阴阳不调而汗泄；或阴阳的偏盛偏衰，使阴阳不调而汗泄。吴鞠通于《汗论》中将其概括为："汗之为物，以阳气为运用，以阴精为材料。"又如脉诊，似乎非常繁杂，难于掌握，实则只是气血的运动变化而已。脉乃血脉，血以充盈，气以鼓荡。明确了气血对脉的影响，就可明其理而不拘于迹，反过来，即可据脉的变化推断人身气血阴阳的变化。所以，"大道至简"，知其要者，一言而终；不知其要，流散无穷。我们临证，正是根据这些经典理论，去分析归纳疾病的临床表现。

辨的标准依据：中医有大量且独具特色的标准，包括诊断标准、疗效标准、最佳药效标准、合病并病标准、方证标准、汗吐下诸法的适宜及禁忌标准、吉凶顺逆标准等等。这些标准或隐或显，亟须我们去努力发掘、研究、整理。如：

《伤寒论》第1条，即是太阳病标准。

《伤寒论》第2条，即是太阳中风的标准。

《伤寒论》第3条，即是太阳伤寒的标准。

《伤寒论》第4、第5条，即是疾病传变与不传变标准。

《伤寒论》第6条，即是温病及其传变标准。

《伤寒论》第7条，即是病发于阳或发于阴的鉴别标准。

《伤寒论》第11条，是寒热真假的鉴别标准。

《伤寒论》第12条，即是桂枝汤证标准。其将息法中，孜孜以求者汗，此乃正汗。正汗出，即太阳中风痊愈标准；正汗也是服桂枝汤的最佳药效标准。

这些标准非常多，从一定意义上来说，《伤寒论》《金匮要略》谈的全部是标准，其意义重大且应用广泛。说中医缺乏标准，那是对中医缺乏深入的了解，无规矩不成方圆，中医若无标准，将依何而辨？岂不成了瞎辨、乱辨？

辨的临床信息依据：中医的辨证，是用司外揣内的方法，依据病人的临床症状和体征来辨，同时要结合自然、社会、个人史、发病史、家族史来辨。但这些自然、社会、体质、个人史、家族史等影响疾病的诸因素，最终还是要反映在病者的症状和体征上。如风寒暑湿燥火，由于正气虚而侵犯机体发病，则称六淫；正气强，邪不可犯，则称六气。所以，自然、社会等诸多影响因素，还要具体落实到病者身上，反映出相应的临床症状和体征，中医正是根据这些症状和体征，来辨明其证。

面对千变万化、纷纭繁杂的临床表现，如何能理出一个规律性的东西，以便执简驭繁、纲举目张地驾驭和应用？历代医家做出了艰苦卓绝的贡献，从不同角度、不同疾病类别，进行了分析、综合、归纳，创立了八纲辨证、六经辨证、脏腑辨证、经络辨证、病因辨证、气血辨证、卫气营血辨证、三焦辨证、正局与变局辨证等。这些辨证方法，都概要地提出了各自的辨证标准，使复杂多变的病证表现，形成了规律、纲领，使临床诊治有规律、标准可循。可提纲挈领、高屋建瓴地把握全局，意义重大。这些不同的辨证诊治方法，其价值权重、应用范围各不相同，又相互交叉补充，相互为用。

这些辨证方法，都是高度概括的标准，都有很大的细化及探索的空间。如六经辨证中的太阳病，包括伤寒、中风、温病三纲鼎立。除此以外，仲景在痉湿暍篇中还论及湿邪与暑邪，也可以说太阳病应风、寒、温热、湿、暑五纲鼎立。太阳病又有经、表、腑证，腑证又有蓄水、蓄血之异。太阳病尚有合病、并病、兼证、传变、坏证等等。仲景论太阳病，虽占了《伤寒论》的近半篇幅，详且尽矣，但也是仅择其要者论之，并非太阳病之全部。重要的是通过《伤寒论》的学习，掌握思辨方法，掌握辨证论治体系，学习中医的三个层次：思辨方法、学术思想、临床经验，有上、中、下之分，只着眼于经验，乃逐其末者，下之。仲景提出了辨证论治的总原则为："观其脉证，知犯何逆，随证治之。"对太阳病仲景已论者及未论及者，此原则尽皆适用。对其他所有的疾病，此原则亦尽皆适用。

再如，八纲辨证的里证，里证包括范围、类型太多了，阴阳、虚实、寒热，各脏腑尽皆有之，简直可分出无限多的类型，怎么可能把这繁杂的各种证型一一例出标准，像西医那样每种病都列出清晰的标准呢？所以说，各个辨证论治体系都是高度概括，又非常笼统，有很大的细化和求索的空间。

历代医家都在细化辨证论治体系上下了很大工夫，提出了许多证的标准，尤其近代很多学者，在这方面做了大量工作，如脾虚证，为建立其依据、标准，将历代文献记载的脾虚证的症状、体征都广泛搜罗，依其不同症状和体征出现的概率，来确定其权重，建立其标准。这样浩繁的工作得出的标准，是否准确，是否能得到公认，是否能指导临床实践，仍然是个大问号。例如脾虚证，几乎所有的外感内伤皆有此证型，表现的症状和体征又非常纷繁，再加上每个中医大夫对辨证论治体系的认识和方法差异，能取得共识是很难的。

对这些素材进行辨证，是一个非常复杂的过程，要进行大量的排除，最后确定证。有些病人症状很简单，可能就只有一个症，如膝痛，其他无异常；也有的病人可叙述很多症状，半个小时都说不完，使辨证无从着手。尤其近代，很多疾病，病人无所苦，如糖尿病、高脂血症等，甚至有的癌症、房颤都没有症状，而现代检查却有异常，这些情况都使辨证无从着手，此时辨证的依据主要靠脉诊。

另外，中医的证，往往不是单一的，可二三个病机同在。如三阳合病，就要辨清孰为太阳病、孰为少阳病、孰为阳明病；杂病中邪正相兼者，就要辨清孰为正虚，孰为邪实；而且要辨清正气何者虚，虚在何处，虚的程度；邪气实者，亦要辨清何邪实，邪在何处，邪实程度等等。

再者，中医的恒动观，"动而不已则变作矣。"疾病也是在不停地运动变化的，它的病机、治则、治法、方药也要随其证而不断地变化。所以要谨守病机，及时把握证的变化，随证治之。

在这些纷纭繁杂的变化中，最重要的是掌握脉的变化，脉变则证变治亦变。《伤寒论》每篇标题皆云"脉证并治"，第16条中指出"观其脉证，知犯何逆，随证治之"，这是仲景提出的辨证论治总纲，无论外感内伤，尽皆适用。仲景为什么提出观其脉证，以脉为主来定证，而不言色证、舌证、神证、声证、形证、味证等，而独曰脉证？因脉诊在诊断中居非常重要的地位，脉可定性、定位、定量、定势。故仲景独重于脉，以脉定证，即平脉辨证；这恰恰道出了仲景辨证论治体系的精髓所在，即以脉为中心的辨证论治体系。

4. 辨的目的

仲景于《伤寒论》每篇标题中已明确指出"辨 × 病脉证并治"，辨的目的就是明确病与证，为什么要辨病呢？中医对病的命名，很不规范、统一。这里所说的病，是指独立的疾病，具有相同的临床表现及演变规律。一说病名，人们就可对该病有个大致的了解。但每个病，都有若干个证，仅知病名，仍然无法施治，所以还要进一步辨其证，只有证明确了，才能定法、处方，予以治疗，所以尤以辨证为重。而明确病与证的最终目的，在于治，通过恰当的治疗、调养，使病人恢复健康。

二、何谓证

证是疾病发展过程中某一阶段的病理总和。证，包含四个要素，即定性、定位、定量、定势，合称"四定"。

1. 定性

即疾病的性质。对成千上万种病，纷纭繁杂的临床表现、变化，如何驾驭，如何能执简驭繁，提纲挈领地加以掌握？古人对此做了卓绝的研究，创立了八纲辨证、六经辨证等多种辨证方法，使复杂多变的病证，形成了规律、纲领，使临床诊治有规律可循，可提纲挈领、高屋建瓴地把握全局。

这些辨证体系，都是对纷纭繁杂的临床病证做了概括归纳，制定了相应的标准，临床就可依据这些标准，将纷纭繁杂的临床表现进行归纳以确定证的性质。如脉浮、头项强痛而恶寒就符合太阳病；发热汗出，恶风脉缓者，就属太阳病表虚证；或已发热，或未发热，必恶寒，体痛呕逆，脉阴阳俱紧者，为太阳表实证。当然，中医的这些标准，或易或难，或隐或显，或交叉出现，并不像西医的诊断标准那样清晰、客观、规范，还须每位中医大夫认真思辨，方能求得真谛——证。

2.定位

即确定疾病的位置，又称病所。疾病的位置，有表里内外，上下左右之不同。在外，有皮毛、肌肉、腠理、经络、脉、筋骨之别；在内，有脏腑、经络之分；上下有三焦之异。尚有病在下而症在上、病在上而症在下、病在里而症在外、病在外而症在里者。所以，病位亦须辨，不能简单地头痛治头，脚痛治脚。

一个完整的证，仅明确性质是不够的，还必须明确病位。如病人因热而喘，大法当清热。是肺热、胃热、肝热、心热、实热、虚热、大肠热、小肠热、表热？必须据其病位而清之。犹如痒，大法应挠，若脸上痒，你去搔大腿，未挠到痒处，把大腿挠破了脸还是痒，所以必须明确病所。尤其症在上而病在下、症在下而病在上者，更须仔细辨别。

病位的确定，主要依据脏腑辨证，经络辨证，也要结合八纲辨证、六经辨证、卫气营血辨证、三焦辨证、正局与变局辨证等。如上焦有热，若见咳喘，则热在肺；若见心烦、心悸、不寐、心痛，则热在心。经络辨证，依据经气变化及所连属之脏腑及循行部位的症状来辨，如头痛一症，痛在前额，多与阳明经有关；痛在两侧者多与少阳经有关；痛在后头者，多与太阳经有关；痛在巅项者，多与厥阴经有关。

3. 定量

即判明邪正、寒热、虚实的程度。这个量的轻重，是个既明确又模糊的概念。说它模糊，是指难以量化；说它必须非常明确，因直接关系到治疗的选方用药。如肺热咳喘用石膏时，是用 10 克还是 30 克、50 克、100 克？热重药轻，则杯水车薪；热轻药重，则伤阳寒化。所以，药物的选择、药量的选择、药物的配伍等，都有很大讲究，都须要认真地辨。

疾病程度虽难以量化，医者在诊断时，往往用一些带有程度、等级性的形容词来描述。如肺热而喘，轻者可称肺热，重者可称热灼于肺，或肺热盛等。

4. 定势

即疾病发展变化的趋势。这种趋势，无非三种情况，一是邪退正复，疾病逐渐好转乃至痊愈；二是邪正相持，病久不愈，或终生不愈，成慢性病或后遗症；三是邪进正衰，病情逐渐加重、恶化，乃至死亡。医者必须对病势有个清楚的判断，方能驾驭疾病的全过程，采取恰当措施，防止疾病的深传、恶化，见微知著，防患于未然，此亦中医治未病的原则。如《伤寒论》第 4 条："伤寒一日，太阳受之，脉若静者，为不传；颇欲吐，若躁烦，脉数急者，为传也。"《伤寒论》第 5 条："伤寒二三日，阳明少阳证不见者，为不传也。"这就是从脉、证来判断病的传变与否，此即病势。

中医经典中有大量判断病情吉凶顺逆的标准，都是对病势的判断。这些标准，是中医学的宝贵财富，是宝贵经验的总结，应很好研究、继承发展。这些标准，也要活看，不能当成僵死的条条框框。尤其科学发展至今天，结合西医知识来分析研究这些标准，将对我们加深理解、正确判断大有裨益。余曾见一老医治一肺癌病人，已然呼吸衰竭，尚在吹大话，并亲自煎药以救倒悬，结果药未就而人已亡，白遭尴尬，真是"不知死，焉知生耶"。倘结合点现代医学知识，也不致如此难堪。

一个完整的证，也就是辨证结果的最终诊断，都应包括定性、定位、定量、定势这四个要素。这个诊断虽然完整，但未必是一个正确诊断，诊断的正确与否，还要经过实践的检验。假如病人服药后，病情减轻、好转，说明医生的主观判断与病人的客观病情基本相符，辨证基本正确；假如病情加重、恶化，若排除选方用药不当以及病人将养失宜等因素以外，说明辨证有误。所以，辨证的正确与否，尚须经实践检验。

临床情况是复杂的，有的病人服药后有效，往往效不更方，若病已变，仍守原方，可能功亏一篑；有的药后未效，动辄更方，再不效再更方，心无准的，转去转远，心中茫然不知所措。秦伯未老师曾云要守得住，变得活。守得住，就是一时未效，只要病机未变，就要仍守原法；变得活，就是虽已取效，但病机已变，就要随机变法更方。能守得住、变得活，须医者有深厚功底，才能谨守病机。

三、何谓论治

论治，就是在证确定之后，据证以确定治则、治法、方药、将息法的思辨过程。

1. 论治则

治则即治疗疾病的原则，是指导治疗的大法，对确立治法、处方、用药，具有普遍的指导意义。治则，主要有以下几项：

治病必求其本：这是治则之中总的原则。疾病有现象与本质之分，每一个具体的症状、体征，只是个现象；其本质，还须在中医理论指导下，透过现象去分析，这个过程就是辨证。如病人头痛，属外感还是内伤，属阴证还是阳证，属虚证还是实证，属热证还是寒证，都要通过辨证才能最终确立。病之本确立后，就找出了主要矛盾，针对其主要矛盾而治，次要矛盾则迎刃而解。

治本，有正治法与反治法。正治法，包括虚者补之，实者泻之，热者寒之，寒者热之。正治法，适用本质与现象一致者。反治法，是顺从疾病假象而治的一种方法，又称从治。包括热因热用，寒因寒用，通因通用，塞因塞用。不论正治与反治，归根结底都是治本。

治本法，还有治标与治本之分，或标本兼治之别。在复杂多变的病证中，常有标本缓急、主次之分。原则为急则治其标，缓则治其本，标本并重者则标本兼治。

从经典到历代，到现代每个中医大夫，都讲"治病必求其本"。但真正做起来却非易事。我从医半个多世纪以来，孜孜以求者本也，但直到古稀之年，仍有不少疾病不知其本何在，或纵使理论上知道，依然心里没底，不敢或不会用。如大陷胸汤、抵当汤、瓜蒂散可治冠心病，但不敢用。如重用生白术可治便秘，但不会用。如用汗法治高血压、冠心病，也是近几年才开点窍。至于有些病人，从理论上也搞不清其本为何，更不用说应用了。尤其近代，有些人把必求其本的中医之本，偷换成了西医之本。如见癌症就抗癌；见病毒感染发热，就大量清热解毒、抗病毒；见冠心病就活血化瘀，中医之本已荡然无存。可见，治病求本亦非易事。

扶正与祛邪：疾病从邪正关系来说，是正气与邪气相互斗争的过程。邪正斗争的胜负，决定着疾病的转归，邪胜正却则病进，正胜邪退则病渐愈。所有疾病，无非分虚实两大类，治疗原则为"虚者补之"、"实者泻之"；虚实相兼者，则扶正祛邪两相兼顾。虚实相兼者，尚有虚实之多少，标本之缓急，尚有扶正与祛邪的权重不同，先后之异。中医治病，以人为本。扶正，可以增强正气以祛邪；祛邪，可以存正，二者相辅为用，都以顾护正气为着眼点。

人体正气，有阴阳、气血、津液之分；正虚的部位，可有表里上下及脏腑之异。扶正，不是简单地虚什么补什么，哪虚补哪，虚多少补多少，还要考虑阴阳互根互化，气血相依相长，脏腑之间相生相用的关系。正确地应用补法，亦须仔细斟酌，详加论证。

邪，泛指各种危害人体的因素，皆称为邪。包括内因、外因、不内外因。祛邪也非常复杂，也必须详论，仔细斟酌，才能正确地祛邪。如祛邪的汗、吐、下三大法，如今应用者日稀，范围日窄，未能很好地继承下来。

调整阴阳：所有疾病，从阴阳角度来分，都是阴阳不调。阴阳不调，无非是偏盛、偏衰两大类。总的原则是损其偏盛，补其偏衰，亦即虚者补之，实者泻之。所有治疗的最终目的，都是阴阳平和。此即《素问·至真要大论》所云："谨察阴阳所在而调之，以平为期。"

调整脏腑：五脏之间，脏腑之间，有着广泛联系，生理上有相生相克关系，病理上有相乘相侮关系。临床上要依据脏腑的寒热虚实及相互之间的生克乘侮关系而调之，使其功能正常、协调。

调整气血：气血各有其功能，又相依相用，当气血失调时，应调整气血，大法亦为虚者补之，实者泻之，使气血关系恢复协调。

2. 论治法

治法，是依据治则而确立的，是治则的具体化，它指导着选方用药及将息法。

治法，要依据辨证结果，在治则的指导下，制定出针对性极强、统筹兼顾、非常具体的治疗方法。辨证论治的最高境界是方无定方，法无定法，圆机活法。因为辨证论治的核心精神是治疗的个体化，每个人的病情各不相同，因而治法与方药亦各不相同，非常灵活，没有固定的模式、套路，一切都要随证而变。

治法，虽无固定套路、模式，但每项具体的治法，又必须包括四项要素：

一是针对病证性质的治法。如实者泻之，虚者补之，寒者热之，热者寒之。例如实证，则要分清何邪，邪的病位、程度及其兼证和病势。假如属虚证，尚要进一步分清阴阳气血孰虚，以及脏腑之间相互关系，采取有针对性的补法。如，脾气虚者，当健脾益气，再依据五脏相生的理论，佐以补火生土；或据脾以升为健的理论，健脾益气之时，佐以升清。有些病证的病机较为复杂，如虚实相兼、寒热错杂、阴阳两虚等，治法之中必须兼顾，或有主有次。当出现假象时，又须反治。当标本缓急时，又要权衡孰急孰缓，采用急则治标、缓则治本或标本兼顾。为防其格拒，尚须采用反佐法。

二是针对病位而治。如肺热，则清肺热。若病涉多个脏腑者，则多个脏腑同治，如小青龙汤治外寒内饮，大青龙汤治外寒里热，皆须内外同治。中医的治疗，大致有两次大的飞跃，由单味药到复方，是一次大的飞跃；由奇方到偶方，是又一次大的飞跃。奇方尚易掌握，而偶方则理解、运用皆难。仲景诸方，以偶方居多，须反复思悟、揣摩，如乌梅丸之寒热并用，就颇多费解。

三是针对病证程度而治。病证的程度，虽难以量化，却又必须明确的一个要素，因为它直接指导着选方、用药及药量轻重、药物配制、煎服方法等。

四是针对病势而治。成熟的医生应该有把握病证全局的能力，判断疾病的发展趋势，截断病势，扭转病情，防其传变、恶化。如"知肝传脾，当先实脾"；"先安未受邪之地，防其传入易易耳"，都是截断、扭转病势的经典语录。在制定具体治法时，亦应体现这一精神。

3. 论方

中医治病，为什么要选方？自己临证组方不就可以了吗，何必选方？中医的很多古方，大多是每位医家的毕生经验结晶，又经过千百年无数医家反复临床验证，疗效确切而公认。每方皆深含理论，配伍精妙，药量轻重有度，非临时组方者可比。如阳和汤，麻黄与熟地同用；麻黄附子细辛汤，辛散之麻黄与温阳之附子同用；薏苡附子败酱散，温热的附子与清热解毒败酱草用同；玉女煎中熟地与石膏知母同用，皆妙。尤其仲景的许多经方，对证应用，确有卓效，且给人无限启迪。我们借鉴古人的宝贵经验，当然要首选这些经方、名方，吾临证就崇尚经方。再者，中医古方逾十万首，其中良莠不分、鱼龙混杂、重复立方者，亦不乏其例，临证之时，必须仔细筛选，选出与证相合的方子，或据具体情况稍事加减。作为医生，应熟背一些汤头，以备临证之需。

有些方子，在理解其理论、方义、适用范围以后，可灵活运用，拓展其治疗范围，最终可以达到守绳墨而废绳墨、出神入化的境地，取得突兀之疗效，有无穷之妙趣。此中的欢娱，非外人可以知晓。

4. 论药

用药如用兵，在辨证、立法、选方都正确的前提下，用药仍是一重要环节。对每一种药都能全面而深入地了解、把握、恰当应用，亦绝非易事，须深入学习，反复验证，善于思悟，才能一点一点地品味清楚。如常用药麻黄，自我行医以来就几乎天天用，长期以来只知其发汗、宣肺、利尿，而对其解寒凝、散结、发越阳气等功能，很多年后才明白，才会用。

中医关于药量的问题，历来很不统一，有的主张药量应重，理由是药专力宏，直捣病所。如附子回阳，有的用几克，有的用几十克、几百克，还有的成斤用。有的主张药量小，理由是因势利导，四两拨千斤。如李东垣的补中益气汤，黄芪仅一钱、甘草五分，其他诸药皆二三分，成千古名方。吾师赵绍琴乃一代名医，方药轻灵，疗效称颂。师云，用药如武功，会打的打其意，不会打的打其力。不会打的，如对方猛力挥拳相击，你也拼全力迎之，结果两拳相碰，两败俱伤。会打者因势而击之，力若千斤你乘势一拽则对方仆倒，此乃因势利导，四两拨千斤。一般认为伤寒服药量大，谓药专力宏，其实也不尽然，如五苓散，仅服方寸匕；温病学派药量少，用药轻灵，但亦有用石膏数百克者。药量的多少，取决于病机、程度以及医者的经验及用药习惯，还难于一概而论。衡量优劣的标准，只能以疗效为准绳，疗效是硬道理。

5. 论将息法

将息法中，涵盖药物的煎煮法、服法、最佳药效标准、调养法等，也是论治中不可忽视的一部分重要内容。

煎药法：有先煎者，如麻黄先煎去上沫，以防烦；有后下者，如桂枝人参汤，桂枝后入；有微沸而服者，如承气汤中之芒硝；有以麻沸汤渍之者，如大黄黄连泻心汤；有以散服者，如五苓散、十枣汤；有煎后去滓再煎者，如半夏泻心汤、小柴胡汤；有烊化而服者，如猪苓汤之阿胶等。

煎药的溶剂，以水居多，亦有用水酒共煎者，如当归四逆加吴茱萸生姜汤；有以酒煎者，如瓜蒌薤白白酒汤；有加蜜煎者，如大乌头煎；有以蜜煎者，如乌头桂枝汤；有以苦酒煎者，如苦酒汤；有以猪膏煎者，如猪膏发煎；有以泽漆汁煎药者，如泽漆汤等。

《伤寒论》中煎药多为一次，分三服。现一般煎二次或三次。据研究，二煎仍可煎出有效成分约 30% ~ 40%，两煎是可取的。

服药法：现一般服法是两次，早晚各一次。仲景诸方服法有多种，如桂枝汤服后，须臾啜热稀粥一升余，以助药力，温覆令一时许。未汗者，可半日许令三服尽，当为二小时服一次。余将啜粥、温覆、连续服药，称为辅汗三法，凡欲令病者汗解时，皆用辅汗三法。否则，虽用解表发汗之剂，亦未必能汗，加此辅法三法则可汗。亦有约半小时服一次者，如大黄附子汤"如人行四五里进一服"。泽漆汤，"煮取五升，温服五合，至夜尽"，约一日服十次。亦有一日只服一次者，如大乌头煎，不差，明日更服，不可一日再服。调胃承气汤"温顿服之"。苦酒汤"少少含咽之"。

最佳药效标准：对药效的判断，仲景设了很多标准，值得深入研究。如桂枝汤的最佳标准是"遍身漐漐微似有汗者益佳。"麻黄汤、葛根汤等很多解表剂，都采取此标准，曰"将息如桂枝汤法。"理中丸的标准为腹中热，若腹中未热者，继服之。茵陈蒿汤的最佳标准是"小便当利，尿如皂荚汁状。"桂枝去桂加茯苓白术汤的最佳标准为"小便利则愈"。栀子豉汤为"得吐者止后服"。抵当丸"当下血"。桃核承气汤"当微利"。大陷胸丸"取下为效"。下瘀血汤"新血下如豚肝"。乌头桂枝汤"其知者，如醉状，得吐者为中病"。大承气汤"得下，余勿服"。通脉四逆汤"其脉即出者愈"。

调养法：俗云：三分治病七分养，可见调养的重要性。至如饮食禁忌、自我调养，即中医之养生，内容颇丰，且独具特色。病后的饮食调养，中医着眼于胃气，是否能受纳、腐熟、运化，而不是机械地增加营养。如桂枝汤证，"禁生冷、黏滑、肉面、五辛、酒酪、臭恶等物"。凡外感诸证，皆应"将息如桂枝汤法。"《伤寒论》第57条："发汗后，饮水多必喘"，此汗后多饮之禁。服十枣汤，"得快下利后，糜粥自养。"乌梅丸"禁生冷滑臭等物"。此皆饮食调养之例。他如静心寡欲、谨避风寒、怡悦情志、调养正气、劳逸有度等，皆属调养法的重要内容。

第二节 对辨证论治一些提法的商榷

辨证论治是中医的灵魂、核心特色，已是业界之共识，但人们对其理解和运用却有很大差异，提出了很多不同的见解，这直接关系到中医的核心理念——辨证论治，关系着中医的继承发扬与未来，所以有讨论之必要。

一、关于中西医结合的反思

新中国成立六十余年来，党和政府对中医事业给予极大关注，在宪法中对中医地位予以肯定，确定了中西医并重，制定了《中医药条例》，投入大量物力、人力、财力，建立了许多中医院校、研究院所、中医院，培养了数以万计的中医大学生、硕士、博士乃至院士，不可谓不重视。但现实情况是中医严重西化，后继乏术，医治范围逐渐缩小，中医界思想迷茫，专业思想动摇，心头有种挥之不去的危机感，甚至呼吁"中医要姓中"，几千年的中医如今竟不知自己姓什么，岂不哀哉，难怪一些老前辈发出了拯救中医的呐喊。

我是北京中医学院（现北京中医药大学）的首届毕业生，是中医事业五十多年的亲历者。我毕生献身中医事业，深深地热爱中医事业，也由衷地关怀中医的现状与未来。半个多世纪的耳闻目睹及亲历，使我忧心忡忡，不得不继前辈之后，也为中医呐喊。

在高度重视下，反差如此之大，原因何在？关键在于思想认识片面，工作导向偏差。该是认真反思、总结、正本澄源的时候了。

（一）对中医的定位——实践医学

任继学先生说："不到六十不懂中医"，此话颇有道理。初饮酒者只道辣，初品茶者唯知苦，反复品尝，弥久方知其甘醇沁芳。中医大半也是如此，浅尝辄止者，焉能体味其奥妙无穷、博大精深。恰有一些未能深入了解中医的人士，纷纷对中医进行评价，曰不科学，曰经验医学、前科学、古代医学、替补医学、循证医学、状态医学等，描来描去，使世人竟不知中医为何物。

实践是检验真理的唯一标准，此乃至理名言。中医能治病、养生，大概没人能否认这一基本事实。中医经历了几千年的实践检验，至今仍保其旺盛生命力，证明中医确是真理。若说经得起实践检验、符合真理的中医不科学，岂不荒谬绝伦。

曰中医为经验医学，是否认中医理论。事实上，我们临床中有好多病是初次接触，尤其非典、甲流流行，乃世人初见，何谈经验之有，但依中医理论进行辨证论治，照样取得肯定效果。能指导实践、认识和改造客观世界的理论岂容否定。

曰前科学。所谓前科学，大概是现代科学以前的东西，不言而喻，尚未成为科学，或曰潜科学，亦难掩其贬低中医是科学的用意。

曰古代医学。若言其历史悠久，倒也无可厚非。若言其不是近代科学，更不是现代医学，只能进博物馆了，则非也。中医蕴涵着许多超前的科学内涵，至今仍保其青春，日益受世界人民青睐。

曰循证医学。新兴的循证医学，是以临床流行病学为基础，寻找疾病主要证据，用以指导临床。中医之证，是疾病的本质，是辨证的结果，二者虽有相似之处，却难以等同。

曰状态医学。中医不限于状态的描述，更重要的是辨证，是通过病人的整体状态求其本。相同状态可有不同病机，此即同病异治。

曰替补医学。若云替，中医替不了西医，西医也替代不了中医，两个医学体系谁也替不了谁。若云补，是中医补充西医，还是西医补充中医？中西医各有短长，我看是互补、并存、并重，由强调中西医结合，到中西医并重，是理论上的一大进步。

曰西医是实验医学，仿佛中医无实验。诚然，中医少有动物、尸体、离体的实验。但中医是中华民族长期与疾病抗争的产物，从一定意义上讲，中医是以人为实验对象，而且是以整体的、有生命的、运动着的人体为对象，不断实践，不断总结升华，又不断经实践的检验、修正而产生的。这种实验，从古到今从未间断。当然，这种实验，是从治病救人的目的出发，疾病信息远较动物实验、尸体解剖来得真实、准确、可靠。这种实验是整体样本的实验，是最终实验，最权威的实验。这些实验，虽无现代科学意义上的严格科研设计，缘于科学体系不同，研究方法不同所决定的。中医是以整体样本、纳入全部影响因素、综合观察人体生命运动的变化规律，不仅观察人体的即刻具体指标，更着重观察生命运动的重大事件及终极指标。由此而形成的这一科学体系，更客观，更符合真理。

其他还有很多描述中医的说法，如黑箱白箱论、老三论、新三论、耗散结构论、模糊数学论、复杂科学论等，五花八门，不一而足。

吾曰中医是实践医学。自有人类以来，为了生存就必须劳动，劳动中就开始了医疗实践。神农尝百草，就是这种实践的生动写照。劳动创造世界，劳动创造文明，中医亦然。经历千万年、亿万人的不断实践，积累了大量医疗经验、知识，从中发现许多规律性的东西，吸纳了当时的哲学、天文、地理等知识，相互融合、升华，形成了中医理论体系。这一理论体系，复经两三千年的不断实践、完善、发展，就形成了现代的中医学。中医理论形成的漫长过程，并不是什么"顿悟"、"内证"，而是与当时各学科相互渗透、融合的过程。二者一旦结合，就赋予了哲学丰富的医学内涵，它就不再是单纯的哲学、人文科学，而是中医理论的灵魂、脊梁。

为什么会产生对中医难于定位的困惑呢？关键在于不承认科学的多元性。宇宙是无限的，大千世界是极端复杂的，人们认识世界的方法、层次、视角是多元的，形成的科学体系也是多元的。真理无终极，不同的科学体系，只能从某一侧面、某一层次去认识客观世界的真理。以还原分析的方法从微观角度去认识世界的是科学；以综合演绎的方法从宏观角度去认识世界的，同样是科学。中国古代哲学以求同一性为其指导原则，就是对自己感官所接受的各种信息条理化，对各种现象给出统一的解释，并进而从逻辑上把握世界的本质规律，此即"道"。它超越有限的经验，凌驾万物之上。这种建立在古代哲学基础上的中医理论体系起点非常高，是建立在富有辩证唯物主义内涵的哲学高度的理论体系，所以它相当稳定，难以取代，至今已两三千年，仍有效地指导着中医临床实践，保持着旺盛的生命力。但由于近代以来，西方还原分析的科学体系取得巨大成就，以至于形成了唯西方科学为科学的思想，惯于以西方科学为尺度来衡量诠释一切学术，于是，对中医这一独特的科学体系感到不理解、难于定位。你说它不科学吧，可是又经历了数千年的实践检验，确实能治病；你说它科学吧，但又与当前流行的西方科学标准不一样，不像科学。于是都想来给它起个名，下个定义，产生了五花八门的名字，甚至有人说中医是人文科学、哲学，"中医不叫科学又如何"等。皆缘于对中医认识的模糊、混乱，根子在于科学一元化的思想作怪。

科学一元化的产生，有着深刻的历史和社会根源。近百年的中华屈辱史，激发爱国的仁人志士奋起拯救中华之危亡，在学夷之长的浪潮下，出现了洋务运动、革新派，"五四"新文化运动中，打倒孔家店，与旧文化决裂，中医也在劫难逃。学习崇尚西方科学形成了时代潮流，西方科学是唯一科学，深深植根于人们的思想中。言艺术史，也必西方中心主义；甚至对中国古代有无哲学也产生了怀疑，对中华民族优秀文化的淡漠和荒疏，是民族自信心的衰落。

有人提出中医科学性论断，不要总拿"实践是检验真理的唯一标准"来搪塞。须知在改革开放的初期，思想认识领域的一场大争论，首先明确了真理标准，才排除了形形色色的干扰，统一了思想，取得了中华民族的振兴。这一标准放之四海而皆准，中医亦然。当然，如若我们能拿出一个针对中医严格的科学定义固然好，可惜尚未产生，但绝不能因此而否定中医科学性，甚至否认真理标准的论断。就是西方科学其定义也并未统一，尤其近代科学的发展，对原有的科学定义不断提出挑战，何必总以人家的尺子来衡量自己？相信有朝一日，总会产生针对中医的严格而公认的科学定义，拿出我们自己的标准来。

由于这一思想认识的片面，不可避免地出现工作导向的偏差，以致在高度重视下，出现了很大负面效应，这是颇值得深思警惕的一个问题。政策的保护、支持固然重要，任何一门学科的传承、发展，最终要取决于学科自身的发展，要有传承发扬的千万人才。恰恰在这一点上，成为中医的软肋。

（二）对中西医结合的反思

中西医结合提倡了几十年。在初期提出这一口号，是可以理解的，因为中西医都是保卫人民健康的，所治疗、预防的对象都是人，中西医携手并肩，各扬其所长，岂不更好。但随着中西医结合的践行、深化，许多深层次的问题暴露了出来。中西医是不同科学体系的医学，在技术层面可有一定的借鉴，但在理论层面，就目前科学水平而言，尚难以结合。

基于科学一元论这一指导思想，相继提出了中医系统化、规范化、客观化、微观化、标准化、现代化、国际化等。可能因中医科学化的口号大有否定中医科学性之嫌，近年总算不大提了，但其根子并未铲除。这么多的化，实质是以西医为尺度来衡量、诠释、改造中医。似乎经过一番改造后的中医，也就实现了系统化、标准化、微观化、现代化，可以用现代语言来描述中医，于是外国人可以听得懂，相互可以沟通，与国际接轨了，中医也就走出了国门，走向世界了。例如呼声颇高的中医现代化问题，其标准是什么？是用现代科学的语言来阐述中医。西医是现代科学体系，是开放体系，凡是科学的新成果，都会很快被吸纳。中医的现代化，实质是用西医语言来诠释中医，仍未跳出科学一元化的窠臼。中西医结合的60年，大致就是这样走过来的。这些"化"的结果如何呢？不可否认，也取得了很多成果，但大都是技术层面的，最终结论也都是证明了中医理论的正确性，鲜有重大突破。其负面效应却突现，使中医严重西化。为什么会出现这种状态呢？正如刘长林先生所说："科学一元论的紧箍至今仍然束缚着一些人的头脑，这是中医面临种种困惑的根源。"由于东西方历史、文化的不同，形成了中西医不同的科学体系。中医固有其不足，但它有很多超前的科学内涵，远非现代西医甚至现代科学体系所能涵盖得了的。例如：

1. 整体观：中医是研究人体与天地万物、精神意识相互关联、不断运动变化的科学。人是自然产物，人与天地相应；人本身是一活的形与神俱的有机整体，这是整体观的两个要点。

2. 辨证观：是在中医理论指导下，根据具体形象，研究活的机体状态、信息、精神意识变化的规律。辨证论治的本质是因人、因时、因地制宜，是纳入全部信息基础上的治疗个体化。

3. 恒动观：天地万物在不断的运动变化，人的生理、病理不断地运动变化，疾病的证也不断运动变化，治疗措施也就随之而变，才能谨守病机。

4. 以人为本的指导思想：中医治病是治人的病，始终以维护、调节人体正气为目的，因势利导，无论寒热补泻、标本先后，莫不如此。

5. 多系统多靶点的综合治疗：中药由单味药到复方，是一次大的飞跃；由奇方到偶方又是一次大的飞跃。按君臣佐使相互配伍的复方是综合调理，这与西医追求的单一成分大相径庭。

6. 中医独特的诊疗方法：从脉、舌、神、色等对生命丰富信息的获取，对病势的判断，吉凶顺逆的转归等，具有极高的科学内涵和优势。

7. 同病异治，异病同治：看似风马牛不相及的病证，如中医认为属同一病机，则采取相同的治疗措施；相同的病证，若病机不同，则采用不同治疗方法。这风马牛之间，必有相互关联的内因，大有可探讨的空间。

8. 养生、针灸、气功、预防、疾病调养等，皆富哲理和科学内涵。

9. 中医大量丰富的医疗经验，许多尚是目前科学无法解释的。

10. 科学发展所追求的更高境界是自然科学和人文科学的融通，而中医恰是这一境界的典范。

很多超前的中医理论和大量的临床经验，远不是现代医学甚至现代科学所能解释、涵盖的。片面地强调以西医或现代科学来研究、改造中医，是难以取得重大成效的。中西医毕竟是不同的科学体系，不存在通约性，60 年的历史就是明鉴。

客观规律是不以人的意志为转移的，中西医结合的 60 年，不是中医理论被"现代化"了，而是中医理论体系被淡化了。相反是由于西医的进步，很多西医理论趋同于中医。例如：

1. 医学模式：中医从来都讲人与天地相应，形与神俱。西医的医学模式由生物医学改为社会—心理—生物医学模式，趋同于中医。李恩教授进而提出"自然—社会—心理—生物—个体化"的医学模式，我认为是更高层次的医学模式，符合中医理论体系，也符合未来医学发展方向。

2. 恒动观：人体的生理病理随天地阴阳节律的变化而不停地运动变化，如昼夜晨昏、月之盈亏、寒暑更迭、60 年一甲子等，西医近代兴起的时间医学，趋于中医。

3. 全息论：中医从来都认为局部可反映整体，整体病变可反映于局部，如望舌可洞观五脏六腑，切脉可判断邪之进退、正气盛衰。近代西医兴起的全息论，趋向于中医。基因学为此提供了依据。

4. 循证医学：中医看病，从来都从病人所苦所欲入手，辨证中强调抓主症。近年西医兴起的循证医学，也重视起疾病的主要证据，这与中医趋同。

5. 个体化医疗：中医辨证论治是因人、因时、因地制宜的，实质是个体化医疗。西医近年也提倡治疗的个体化，这与中医趋同。尤其人类基因图的完成，证实每个人的基因都各不相同，这为个体化提供了微观证据。

6. 多系统、多因素、多靶器官的综合调理：中医组方，从来都讲君臣佐使，相互配伍，形成有制之师，综合调理。近年

平脉辨证仲景脉学

出现的鸡尾酒疗法，这与中医趋同。基因学研究发现，很多疾病都是多个基因的变异，这为中医综合调理的治疗思想提供了基因学的依据。

7. 整体观：中医理论体系的主要特色之一是整体观，着重研究庞大复杂的系统功能变化，而西医刻意追求的是物质的理化、线性变化。西医近年提倡系统整合，这与中医趋同。

8. 形神观：中医从来都把人看成是形、气、神统一体，人有情感、精神、意识、思维，有别于其他生物。近代发展起来的精神学、心理学、神经学等其理论内涵与中医趋同。

9. 回归自然：鉴于环境污染、化学药品的负面影响，人们普遍追求天人和谐，回归自然。这种理念的渴求，与中医趋同。

以上乃举例而言。西医观点向中医理论趋同，尽管其深度、广度及视角尚难与中医相比，但毕竟是巨大进步，这些进步是跳出分析还原的框框而取得的。不管是有意还是无意汲取和借鉴中医理论，但有一点是肯定的，从相互趋同中依稀可见一线新医学的曙光。随着现代医学的进步，向中医趋同是不可避免的趋势。西学东渐、东学西渐，东方文化将日益显现其无穷的价值，中医学也必然如此。季羡林先生说："文化一旦产生，其交流是必然的。没有文化交流，也就没有文化发展。交流是不可避免的，无论谁都挡不住"。(季羡林：东学西渐与"东化")。中西文化要交流，中西医也必然交流。中西医结合毕竟已 60 年了，其中的经验与教训也应该认真梳理一下，以期探索更加完善的道路和方法。

以下范畴是不成功的：

①以西医理论来揭示中医藏象、经络、气血等的实质，是不成功的。因中医的藏象与西医的脏器根本不搭界。

②用西医分析、还原的理论，以造模方法来探索中医疾病机制，使之微观化、客观化等是不成功的。因中医的核心是证，与西医的疾病相去甚远，且证的模型必须四诊合参，老鼠、兔子是无法进行四诊合参的，也就难有真正的中医的证。以这种方法获得的数据成果难说有多大价值。

③以 DME 的临床设计方法进行的临床研究，是不成功的。因中医是个体化治疗，是整体观、辨证观、恒动观，以 DME 方法产生的临床研究结果，阉割了中医的灵魂，对提高、发展中医没多大帮助。

以下范畴是可取的：

①借助现代化手段的检查，是中医四诊的延伸，有助于中医对疾病的认识。但这种认识，尚不能作为临床应用中药的依据。

②中西医有机结合的治疗，彼此扬长避短，相互补充，而不是相互混合，更不是中西医相互干扰，有助临床疗效的提高及急救。

③关于药物、方剂成分的分析，加工方法的检测及药理、药效、毒理的实验研究，有助于中医对药物及方剂的认识。

④关于阴阳节律的研究：不同时间机体的诸多变化，为阴阳学说提供了客观依据。

⑤证的研究：以中医证为切入点，进行中西医结合研究，为证的客观化、微观化提供了依据。

⑥关于体质学说的研究，为中医体质学说提供了客观依据。

⑦利用气象、天文等学科知识，研究运气学说，为中医运气学说提供了现代科学依据。

以上分析肯定不全面，我的中心意思是东西方文化肯定要交流，中西医也肯定要交流、融合。我们已经大力提倡，搞了六十多年，其中有成功的，有失败的，有值得商榷的，有的有可喜苗头，应认真分析总结。不能因中西医科学体系不同而拒绝交流；不能以西方科学为唯一科学而扭曲、阉割中医。不同科学体系的两种医学的结合，要探索其恰当道路、方法，找寻切入点，不能不加分析地全面照端。有些研究成果还仅是量变，还未产生质的飞跃。随着科学的前进，中西医将在更高的层次、更新的视角产生融合。这种融合，必然是一长期过程，是瓜熟蒂落，而不是强扭的瓜。把长远目标当成现实要求，是学术领域的浮躁，揠苗助长。

（三）中医的出路何在

1. 正本澄源

通过大讨论、大总结，正本澄源，纠正工作导向的偏差。欲纠其偏，不是卫生部门一家的事，涉及科技、教育、医药、人事等诸多部门。首先要对中医再认识、再评价、摆脱科学一元论和唯西方科学的偏见，真正承认中医这一独特的科学体系，深刻认识中医理论体系蕴涵的诸多超前的科学内涵，方能健康地继承发展。

无独有偶，不仅医学界存在科学一元化的偏见，数学界也存在同样偏见。中国科学院资深数学家吴文俊院士于《东方数学使命》一文曰："一提到科学和数学，脑子想的以欧美为代表的西方科学和数学。我要讲的是，除了以西方为代表的科学和数学之外，事实上还有跟它完全不同的所谓东方科学和数学。"关于东西方数学的异同，曰："现代数学，主要内容是证明定理，而中国的古代数学根本不考虑定理不定理，没有这个概念，它的主要内容是解方程……我们最古老的数学，也是计算机时代最适合、最现代化的数学。"古老的中国数学竟成了最现代化的数学，尤应注意这一"最"字。吴老又说："怎样进行工作，才能对得起古代的前辈，建立起我们新时代的新数学，并在不远的将来，使东方的数学超过西方的数学……我想，这是值得我们大家思考和需要努力的方面。"这是何等气魄！这气魄来源于严肃的老数学家对中国数学的深刻了解。吴老还说："我想特别提到一点，就是我们经常跟着外国人脚步走，我们往往花了很大的力气……还是低人一等……我们应该出题目给人家做，这个性质完全不一样。"读此文，令我震惊、汗颜，我滥竽中国知识分子之间，竟对此国宝一无所知，闻所未闻，这与中医境况何其相似乃尔。北京数朝古都，宝物遍地，大搞西方式现代城市，旧城拆的差不多了，如今知道是宝，又收集古砖古瓦，恢复一小段城墙。中国数学已蹈此覆辙，若中医也如法炮制，未了再去收集砖瓦，可就上对不起祖宗，下对不起后人了。我们确实需要点民族精神，挺起民族的脊梁。在学习西方先进科技知识的时候，不要忘了中国的月亮也是圆的。季羡林等76位权威人士发表的《中华文化复兴宣言》宣告：21世纪是东方文化的世纪，东方文化将取代西方文化，在世界上占统治地位。西方的形而上学已快走到尽头，而东方文化寻求综合的思维方式必将取而代之。

2. 中医要走自己的路

按中医固有理论体系能否继续发展？历史上中医的三次大发展，已是凿凿事实。近代是否停滞了呢？非也。王清任的血瘀论及气虚中风论；晚清民初三张气血上菀的中风论，凡脱皆脱在肝及大气下陷论等，都丰富了中医理论宝库，并得到普遍公认和广泛应用。《内经》是中医理论渊源，真正悟透了《内

平脉辨证仲景脉学

经》的某一观点，就可能创立一个伟大的医药学派，补土派、温病派等，莫不如此。倘后人能努力钻研，勤于实践，博采众长，亦大有可为。遗憾的是，目前中医队伍的中医根基太差了，造成这种状况的因素是多方面的。我虽是"文革"前的中医大学生，但由于历史的原因，无法专心钻研学问。拨乱反正后，又重拾几年外语，带研究生，搞课题，学起科研方法和西医基础，弹指间已逾七旬。60年来，真正在中医上下了多大工夫？现在我教的学生，相当一部分是带着对中医的迷茫、无奈在学，四年授课，中西各半，实习时遇到的是严重西化的中医院，还要跑工作、准备考研，能安心实习的又有几何？即使考上了硕、博，由于形势之所需，也主要学西医课、搞实验。知识面是拓宽了，科研能力提高了，但相当一部分高层次中医人才的中医功底却不敢令人恭维。

肯定会有人诘问，按中医固有理论体系发展的新成果，符合现代科学吗，能量化吗，等等。殊不知，中医与西医是两个不同的科学体系，不存在通约性，不同的科学体系，有不同的评价标准，如中医判断外感高热的疗效标准是正汗，而不是体温、血象；判断正气强弱的标准是神、脉、胃气；判断吉凶顺逆的重要标准是脉象。为什么中医的成就一定要拿西方科学的尺子来量呢。当然，中医的标准或隐或显，还较散乱，须整理研究，建立中医完善的标准体系。

或问，这样的中医成果人家能承认吗？我想，关键是中医要拿出令人信服的卓越疗效。老百姓最讲实际，他们关心的是健康，谁能治好病，谁能令其健康，他就相信谁。外国人不仅会找你中医看病，而且会学你中医的技术，学你中医的理论。石国璧等所著之《中医在美国》就是极好例证，即使中医未经现代科学语言的诠释，人家也会原原本本地学。要想拿出中医疗效，不提高中医素质，岂不是空想，中医要走自己的路，不下大气力，亦难矣哉。

3. 要制定配套的相关政策、方法

可能领导者已感到中西医结合 60 年的负面影响，因而再三强调继承中医传统，发扬中医特色，实行名医带高徒，选拔培养名医，三次推行读书运动，强调温习中医经典，这是很正确的。现在的症结在于，原则上高喊继承发展中医特色，但实际干起来，仍是以西医标准来衡量中医、改造中医的那一套。喊的与干的两张皮，岂不哀哉。如临床研究，中医临床是以辨证论治为核心的个体化治疗，是天人合一的整体治疗，是以人为本的阴阳平衡调节，是强调正气、因势利导的治疗，是方药随着病情不断变化而变化才能谨守病机的恒动观。可是现代的临床研究，要按 DME 标准设计，要随机、对照、重复，要双重诊断，施加因素要恒定，要统计处理等等，而谨守病机、随症加减出来的成果，难以得到承认。这样研究出来的成果，根本看不到中医特色，更甭说能对中医的发扬有多大裨益了。至于动物实验，必须造病理模型，中医治疗是以证为核心，证的判断须望闻问切，一个老鼠满脸毛，如何望？小爪子就那么一点，如何切？吱吱乱叫，如何问？脱离了四诊，哪来的证？只能造西医的病理模型。西医的病与中医的证并无通约性，且动物与人相距甚远，造出的模型也就难体现中医特色，更别说个体化、运动观、整体观等。若不按这个模式去做，莫说学位、职称、获奖等，恐怕连个论文也发表不了。这好比旧社会妇女裹足，脚大了丑煞人，连个婆家也找不上，只能把好端端的脚裹成残废。又如八股取士，虽知八股不能安邦定国，但不学它，莫论

平脉辨证仲景脉学

进士、举人，连个秀才也当不成，终生布衣。中医的现代化也大致如此，只能削足适履，削来削去，履虽已适，然足已非足。中医在这众多"化"的指引下，许多人努力去化，化成硕士、博士、专家、教授，甚至声名赫赫，桂冠满头，却不会按中医理论去看病。照这样化下去，迟早把中医化得变了味，化没了。

我决不反对中医的一系列化，而是举双手赞成，中医亦应与时俱进，关键是怎么去化。若能遵循中医理论的特点、规律去化，化的越多越好，越快越好；若削足适履地化，只怕适得其反，化没了。当然具体的方法、政策、衡量标准等也须逐步摸索、总结，有些尚待科学水平的进一步提高，从更高层次、更新的视角去融合。对中医这样独特、复杂、庞大的体系，绝非现有的西医方法搬来硬套所能解决的问题。

实际上，我国是中医发祥地，最有资格、最具权威制定中医科研成果、临床标准的。拿出我们的尺子来，让国际接我们的轨，而不是本末倒置、削足适履地接人家的轨。针灸学制定的许多标准，实质是中医针灸标准，已成为世界标准，全世界都须接这个轨，这是一个成功的典范，应推而广之。

另一点，这种唯西方科学的导向，带来了极大的负面影响。改造、诠释中医的吃香，可桂冠满头，名利双收；按中医固有规律继承发展中医学的遭冷遇，一文不名。长此以往，谁还去学经典，谁还去继承中医学？这就导致了中医学术萎缩，改造中医之风盛行，势将湮没、摧毁中医。取缔中医行不通，但改造中医却着实令人可怕，堡垒是最容易从内部攻破的。尤其将来这一高学历中医群体当政后，中医又将怎样？

4. 多元化发展

科学是多元化的，毫无疑问，发展道路也应是多元的。西医可按照自己的规律去发展，中医当然也应该按照自己的规律去发展，问题在于中西医间应如何结合。英·李约瑟在《中国科学技术·第一卷·总论》中曰："中医和西医在技术上结合比较容易，但要使两种医学哲学取得统一，恐怕是极为困难的。"此言确有道理，60年的结合史，证实了这一论断。

在理论体系方面，不同科学体系不存在通约性，以西医的线性关系、分析还原方法来诠释中医是行不通的，但随着现代科学的发展，跳出还原分析的体系后，亦可与中医理论趋同，例如前之所述医学模式的改变等。

在技术层面上的结合，存在着广阔的空间，如药物的化学成分、理化检测的方法，病理机制、治疗手段的互补。这些成果，只是相互借鉴、并存，还远非相互融合。不可否认，西医在这方面占有优势地位。

中西医结合，可从临床疗效入手，先选择一些西医难治而中医又有明显优势的病种，共同诊断，共同观察疾病的动态变化，由确有临床功底的名中医，按中医传统的辨证论治方法去治，以证为核心，处方可以变化，可以加减，从多中心、大样本、大事件和终极结果，分析总结其规律、建立符合中医理论的判断标准。由疗效出发，进而探讨其机制。这里关键是中医要拿出疗效来。一定要选确有中医功底的中医，不要那些名声赫赫徒有虚名者。

中医学有其长也有其短，其短处之一是理论体系相当特殊，属于象科学体系，难与现代科学体系衔接，难以吸纳现代科学的成就，致使中医发展缓慢、滞后。

短处之二是不能从微观层次阐明生理、病理及其治疗机制，这是由于科学体系的不同，不是用还原分析、线性关系来研究人体，不可能阐明其微观的机制。

短处之三是太不系统、规范。中医是个体脑力劳动，长期家传师授，因历史原因又缺乏沟通交流，因而派别林立，门户各异。我夫妻二人是同一老师教的，同一校门出来的，长期在同一诊室对面桌看病，一辈子都在一起切磋，按理应该是比较一致的。但事实上，对很多病人的诊断治疗有分歧，有时看法迥异。若使整个中医界学术标准化、规范化，亦非易事。

由于中医本身存在诸多弊端和不足，当然须要提高，须与时俱进，倘能借助西医知识丰富自己，将大有裨益。但这种汲取、提高，须遵从中医固有规律，以我为主，为我所用。随着学术的发展，将水到渠成，而不揠苗助长，更不能削足适履去扭曲。

（四）对中医教育的思考

回顾中医教育近六十年，毕业学生数以万计，培养了大批中医人才，其功卓著。这大批毕业生中，固然有佼佼者，而且知识面有很大拓宽，但就中医学术本身，存在着严重萎缩的倾向，功底远不如老先生，更不要说谁是当今的仲景、叶桂，就是张锡纯，也未必能有人超越。中医教育未能培养出一批公认名医，颇值得反思。概因中医教育是比照西医教育模式，未能充分考虑中医学术特点，因而也存在一些弊端、遗憾。

1. 首先应树立坚定的专业信心

教师应从科学学角度讲清科学的多元化，讲清中医理论的特点、价值及别于西方的科学方法，使学生对中医有一个正确的认识，这样才能给学生树立坚定的专业信心。

2. 加强基础教育

重点是四大经典。这是中医之本，是取之不尽的源泉。历代名家，鲜有不熟读经典者。悟透《内经》的一个观点，就可能创立一个伟大学派。金元四大医家、温病学派等，莫不如此。秦伯未老师提出："余之数人也，先之以《内》《难》《本经》，使知本也；次之以《伤寒》《金匮》，使知变也；次之以诸家之说，与以博也；终之以诸家医案，与以巧也。"知本达变，既博且巧，这是培养中医人才的途径。有人曰哪儿有一本书作为一门学科的。此乃浅薄之见，中医就可以，中医也必须如此。

3. 中医教材问题

中医至今未离《内经》理论框架，四大经典之外也没出新经，不如在七个版本教材中，挑一个较好的为蓝本，固定一套教材，不必规定几年编一套新版教材。有些教材越编越糟，因为中医理论体系相对稳定，鲜有新的突破，其教材也不会有多大发展。硬要与现代科学课程一样，不断知识更新，不断编新教材，确实难为诸位主编先生，只好把原来的一章分成两章，原来在各论中的挪到绪论中去，或者附会些西医的观点，把肺主气搞成肺循环，把气帅血行搞成血红蛋白，把经络说成血管，把膀胱藏津液改成藏尿液，如此等等，仿佛古已有之，恰似清末之洋派，穿着西服，留着长辫，不伦不类。应增设医案课，作为理论与实践的桥梁。

除传统课程之外，可增加几门选修课，介绍近代中医研究成果。这种选修教材，因发展很快，倒应不断更新。

4. 加强临床实践

中医的生命在于临床，中医临床经验占很大比重，光课堂教学不行，应汲取古代师徒相授的优点。临床教学中突出的问题：一是临床基地严重不足；二是很多中医院西医治疗比重太大，挂羊头卖狗肉。当然，羊头和狗肉毕竟都是肉，皆可果腹，但对中医发展不利；三是很多临床大夫西化，中医的本领不硬，越是不会，越不敢用。长此以往，真成了"九斤老太"，一代不如一代。

5. 加强师资队伍建设

中医教师应该既有临床功底，又有中医理论素养。因中医教育是比拟西医教育模式，也分什么临床、基础两大块。于是讲基础的不上临床，讲得很熟，自己不会看病。自己昏昏，使学生昭昭，怎么可能。其实中医哪有什么纯基础，《内经》虽是纯理论，也是指导临床的理论，精辟深邃，没有实践的品味、思悟，怎能讲清《内经》的理论。只能是纸上谈兵，衍文敷义，谬误百出，如阴盛格阳之阴盛，讲成寒实；温病的汗之可也讲成发汗法，岂不知温病忌汗。更有甚者，个别老师竟在课堂贬中医，真是咄咄怪事。

临床带教老师严格筛选，应既有辨证论治的功底，又有相应的理论素养，还要懂得带教方法。这个阶段对学生影响最大，不可疏忽。

中医学术的萎缩、异化，是非常令人担忧的。不努力继承，何言发扬？如何搞好继承发展，不仅是教师、学生的问题，而是涉及多层次、多方面的系统工程。首先是政府的工作导向问题。从学位评定、职称评审、科研立项、成果评奖、荣誉称号、论文著作发表等，都应该强调中医规律、特色，拿出一套评价中医人才、学位、职称、评奖、论文的办法来，给予支持鼓励，甚至政策上予以倾斜，定会在很大程度上扭转目前状况。没有多层次、多方面的互相配套，再强调继承也不行，到头来，削足适履去搞化者，桂冠满头；踏踏实实钻研中医学术者，终生布衣。依目前所实行的方方面面的办法、标准，只能促使人们

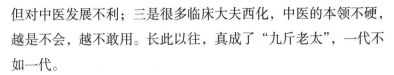

第一章　溯本求源，平脉辨证

努力去化，造成一批裹小脚、读八股的中医来，而不能造就真正的名医，只能使中医学术萎缩。

随着时代的前进，社会对中医人才的要求也在变，政治思想、中医、西医、外语、计算机、科研方法等都要学，势必压缩中医学习的时间。我想中医教育应有不同的侧重，培养不同类型人才，不要几十所中医院校一个模子，这样更能适应社会对不同类型中医人才的需求。我是中医事业半个多世纪的亲历者，乃有感而发。我毕生献身中医事业，也深深地热爱中医事业，更殷切期望中医事业能发扬光大。

二、辨病与辨证相结合

辨病与辨证相结合，这一提法屡见书刊、报端，俨然已成定论，仔细想来，却有疑窦。

作为病名，有西医病名和中医病名之分。倡导辨病与辨证相结合者，多是在辨哪家病的问题上含糊其辞。

（一）辨西医的病名

若辨西医的病，尽人皆知，西医的病是查出来的，而不是辨出来的。西医的病一般都有严格的诊断标准，而且在这些诊断标准中，多数都有明确的客观指征或金指标。这些指标是通过客观检查得来的，而不是辨出来的。所以，辨病与辨证相结合的提法，首先要明确所辨的病，是西医的病，还是中医的病。若所辨的病是西医的病，这有其积极的一面，也有消极的负面影响。

积极的一面：有助于中医加深对疾病的理解、认识，有助于中医对疾病转归、预后、疗效标准的判断，有助于中医疗效得到国内外医界的承认，有助于中医客观化、微观化、标准化、国际化的发展。这些，都是应该充分肯定并身体力行的。

消极的一面：辨病辨证论治，因病是西医的病，是西医理论体系的产物，与中医的辨证论治体系难以挂钩。所以中医的临床还必须按中医的理论体系去辨证论治。倘若把西医的病名也纳入中医的辨证论治体中，就容易导致按西医的病名去对号入座，产生中医学术的异化。我曾见一位退休的中西结合大夫，出门诊时揣一叠卡片，抄录了许多西医病名的中医报道，如胆囊炎，可能有 10 篇报道，选择其中疗效高的抄一张方子给病人，这种看病方法，我戏称为卡片大夫，用不着辨，也能碰好几个。若如此看病，岂不买点卡片就行了，何必还上学、读书。此类大夫大有人在，如一见感染发热，即大剂清热解毒、消炎退热；一见糖尿病即养阴生津；一见高血压即平肝潜阳；一见冠心病就活血化瘀；一见癌症就堆砌半枝莲、白花舌蛇草等具抗癌作用的药物。这种看病方法是根据西医的理化检查、诊断、药理来用中药，是把中药当成西药来用，中医理论还要它何用，无疑将重蹈废医存药的覆辙。其实何止废医，连药亦统统废掉。所谓中药，是指在中医理论指导下使用的动植物、矿物等，脱离了中医理论指导，充其量称其为天然药物，而不是中药。中医之消亡，将不是外部的压力，而是学术的异化，非常可怕。

（二）辨中医的病名

这个问题就比较复杂，有的需要辨，有些就不需要辨。因为中医对病的命名很不统一、规范，大致可分四种类型。

第一种类型，是以独立疾病出现的病名，如伤寒六经病、温病、胸痹、中风、结胸、疟、痢、痹、疸等。这些病都有相同的发病原因、临床变化，有共同的病机及辨证施治规律可循。明确了病名，就抓住了要害、关键，就可纲举目张，因而临证之时必须认真辨病。如伤寒的三阳合病，孰为太阳，孰为少阳，孰为阳明，就必须分辨清楚，方能正确论治。

第二种类型是以病因、病机命名的，如湿阻、痰饮、肝郁、脾虚等等，这些病既有证的含义，又作为病名使用，临证时当然要辨。但这种辨，究竟是辨病名，还是辨证，界限就不那么分明，其实辨清病，证也就明确了；辨清证，病也就明确了，辨病与辨证是一码事，也就无所谓辨病与辨证相结合了。

第三种类型是以症状作为病名，如头痛、腹痛、咳嗽、下利、不寐等，病人的主诉已直接告诉医生所患之病，这些病是不需辨的。医生所需辨者乃其证，如头痛病，属何证，是外感还是内伤，属寒还是热等。

《伤寒论》每篇的题目首字是辨，而《金匮要略》的每篇标题并无辨字，何也？因《伤寒论》六经病，是独立的病名，故需辨；而《金匮要略》的很多病，有一部分属独立的病，而有许多病是以病因、病机或症状命名。如痉、湿、暍篇，如痉，就是抽搐，医者一见就知，此病不须辨，所需辨者乃致痉的原因、病机；湿与暍乃病因，病因辨清了，病名也就明确了，属辨病与辨证不分的；又如心痛、短气、咳嗽、吐、衄、下血等，都是以症状命名的，这些病是无需辨的，根病人主诉可知。由于《金匮要略》的病名各种情况都有，故各篇题目都未加辨字。

第四种情况，有些病，病名难以辨清。在不知何病的情况下，中医可据证论治。证是辨的核心，证明确了，立法处方就可相继而生，可不必强求病名，也不影响治疗。

据此可知，辨病与辨证相结合的提法，不是一个普遍规律，不能取代辨证论治这一核心特色。其可怕之处，是不明确指出中医的病还是西医的病，大有模糊概念、暗度陈仓的味道，导致中医学术异化。

既然中医的核心特色是辨证论治，为什么《伤寒论》还把辨病与辨证并提呢？对那些具有独立病名的病，虽一病中可分若干个证，但病名毕竟能概括该病的病因、病机、临床特征、传变规律、论治规律，而且一说病名，就可以基本知道该病是怎么回事，言简意赅，所以要辨。对有些没恰当中医病名的病，也可以借用西医的病名，如癌症、高脂血症、乙肝、糖尿病等。虽以西医病名相称，但论治时，一定不能受西医病名的干扰，坚持中医的辨证论治体系。

（三）双重诊断

现在不论临床、科研、新药开发，都要求双重诊断，我赞成这一提法。有了西医病名，就可对该病有了大体的了解。至于辨证论治部分，还要按中医理论体系去充分辨证论治，切忌对号入座。

中医应如何发扬？王永炎院士提出的"熟读经典勤临证，发皇古义创新说"，我认为这是一个正确的主张，指明了中医的发展方向。中医的发展，必须在遵循中医理论的前提下去发展、创新，才能对中医有所裨益，如金元四大家、温病学派等等，皆是"发皇古义创新说"的楷模。若脱离了中医理论体系去发扬，天晓得发扬出来的是什么东西。如曾有人提出中医的三因学说，都什么时代了，卫星都上天了，还在那里讲三因学说，太陈旧了，应改成物理因素、化学因素、生物因素的新三因学说。哇，这多么先进，可是中医如何治化学病，哪些药能治物理病？老中医都得傻眼，不知所措。这样的发扬，能提高中医吗？现在的很多科研，并不遵循中医固有的理论体系，岂不与新三因学说一样吗！我赞成王永炎院士的提法，"发皇古义创新说"，中医的科研、发扬，必须遵从中医固有理论体系。

三、以理论推断代替具体的辨证

常见书刊甚至教材中论述老年病时，谓"本虚标实"。依据是《素问·上古天真论》关于人体生长盛衰的论述，人体正气在五十前后开始衰竭，所以推断老年病皆本虚。此话仅是对人体盛衰一般规律的论断，而不能代替临床的具体辨证。老年病甚多且复杂，虚实寒热皆有，岂能未见病人，未经辨证，先已印定是本虚当补。这种以理论推断代替具体的辨证的现象相当普遍，是不可取的。

其他如久病多虚、久病入络、产后多虚等，亦是就一般规律而言，不能以理论推断代替具体的临床辨证论治。

四、关于体质学说

中医自古就讲体质，《灵枢》之本脏、五变、阴阳二十五人等篇，《素问》经脉别论、风论篇等，都讲体质问题。近年王琦教授研究体质问题，制定了《中医体质分类与判定》标准，这对指导中医治未病有重要参考价值。我认为只有参考价值，而无决定意义。因为落实到具体的人，如何预防，如何治疗，还要通过具体的辨证论治来实现。皆知肥人多痰、瘦人多火，作为中医大夫，总不能一见胖人就化痰、一见瘦人就滋阴降火，还要具体去辨证论治。

至于治未病，亦不应太宽泛，若脉象和缓调匀，自己又无不适，注意养生即可，不必滥服补药。若自己尚无不适，而脉象已变者，则据脉辨证，以纠其偏。如《金匮要略》："夫男子平人，脉大为劳，脉极虚亦为劳。"所谓平人，乃尚无不适感，若脉已虚则虚劳已起，当调其阴阳，以纠其偏。体质学说可作为参考，尚不能代替具体的辨证论治；更不能说抓住了体质就抓住了根本。证，才是根本。

五、关于五运六气及三宜学说

五运六气，是以天干地支相配，六十年一甲子，揭示自然界气候变化的周期规律及对人体的影响，作为临床指导。三宜，是指因时、因地、因人制宜，用以指导临床辨证及用药指导。

运气及三宜，确对人的体质、发病有直接影响，但具体到每个病人时，运气及三宜，只能作为临床辨证论治的参考，还不能代替临床的具体辨证论治。如，按运气推算，今年湿气当令，理应湿重者多，但总不能来个病人就化湿，还应依具体辨证结果来论治。三宜亦是如此，虽东南与西北，自然环境不同，人的习性有别，人的体质有强悍与柔弱之分，但落实到具体病人，还是要辨证论治。总不能南人皆补、北人皆泻。时间不同，寒暑之异，当用热远热，用寒远寒，但冬用寒者有之，夏用热者亦不乏其例。吾出门诊，可能情况有点特殊，虽于盛夏，一次门诊下来，用附子者约占70%，并未因时令而畏之，皆依辨证而施治。证，才是根本。

六、关于偏方、秘方、祖传方、经验方

这类偏方、秘方、祖传方、经验方，在民间广为流传。从古到今，收集这类方子的专书甚多，也很吸引眼球。偏方治大病，在民间广为流传。我在临床早期，也特别热衷于收集这类方子，听说某人有个秘方，心里痒痒地，总想弄到手。

这类来自民间的偏方、验方，是很可贵的，是人们日常生

47

活实践中医疗经验的积累。中医的起源、发展，也是远古时代人们劳动、生活中发现一些有医疗价值的药物、针灸，世代相传，经验积累多了，与古代其他学科相互渗透、融和，才形成了中医理论体系。人民的创造力是无限的，至今仍在延续。如《本草备要》记载一贫病交加的老妇，欲投河自尽，爬到河边已无力再爬，就撷了些草借以充饥，吃后吐出很多痰，竟周身轻松，回家了，不想再死，继之传与他人，亦有吐痰的疗效，此草为黎芦，遂知黎芦吐痰。似此类记载，不乏其例。

若此类偏方、验方，能升华至理论层面，就可丰富中医辨证论治体系。吾毕业实习在北京同仁医院，时任我实习老师的孔嗣伯大夫是北京四大名医孔伯华之子，曾讲述孔伯华先生的一个病例，对我很有启发。北京一药店老板患鼻衄百日，已奄奄不起，历经名医数人，犀角、羚羊、三七等名贵药所服甚多却罔效，孔先生诊后开桑白皮一味浓煎频服，老板以药贱，不以为然，勉服之，竟霍然而起。盖鼻为肺窍，肺气逆，帅血而逆致鼻衄，桑白皮泻肺气，气降则血降，气降则火消。吾临床以来屡用，疗效确切。假如桑白皮治鼻衄升华至理论层面，不仅可正确使用桑白皮，也丰富了中医辨证论治体系。

偏方、验方之类，大量存在，良莠不分，鱼龙混杂，须沙里淘金，或可获佳方一二。作为高水平的中医，还要在辨证论治上下工夫，不能局限于搜罗偏方、验方，守株待兔的水平。不识字的老妪，也知几个偏方，但毕竟不能称其为医生，更谈不上高水平的医生。

七、关于辨证论治的套路

常见书刊、报端刊载对某病治疗的三法、五法、八法，使活泼的辨证论治形成了僵死的套路，还美其名曰是对某病辨证论治规律的总结。

辨证论治的核心是个体化的治疗，因人而异，不是三法、五法所能涵盖。辨证论治的最高境界是方无定方，法无定法，观其脉证，知犯何逆，随证治之。如此说来，岂不是中医临床就无规律可循？不可否认，任何事物都应有它的客观规律，都有规律可循。中医的规律就是辨证论治，就是中医的思辨方法，而不是几个死套子。人的所有疾病，统而言之，无非是阴阳失去平衡，可是"阴阳者，数之可十，推之可百；数之可千，推之可万，万之大，不可胜数，然其要一也"。阴阳变化不可胜数，人的疾病变化亦不可胜数，这无穷的变化，岂是几个僵死的套路所能概括的。中医大夫要掌握中医的辨证论治思维方法，而不应囿于几个死套子。中医的继承，有三个层次：上者是思辨方法，中者是学术观点，下者是具体经验。三者皆应全面继承，而以思辨方法尤重。

真正掌握辨证论治方法，不是一蹴而就的，须熟读经典及名家著述，尤其仲景之书，要勤临证，要善悟，日积月累，逐渐地提高，方能登堂入室，达于较高境界，守绳墨而废绳墨，出神入化，获得突兀之疗效。

八、关于方证相应

还有一种流行的说法，叫做方证相应。有是证，用是方。但仔细想来，有两个问题需要探讨。一是在我学习方证相应的著述时，发现"症"与"证"是互用的，有时称方症相应，有时称方证相应，究竟与孰相应？二是方证相应的方，是指什么方？是否所有的方都适用？若用已有之方去应无穷之证，显然是对号入座的办法，有很大局限性。若云方证相应是指经具体的辨证之后所拟的方，此方须与证相应，那当然是正确的。

1. 方症相应

症，是疾病的个别表面现象，它不能反映疾病的本质。方症相应，只能称对症治疗，属治标之法，而不是治本。若所云之症，是一组具特异性的症状，如太阳中风的四症：发热汗出、恶风脉缓者，桂枝汤主之；太阳伤寒的八症：头痛发热、身疼腰痛、骨节疼痛、恶风无汗而喘者，麻黄汤主之，这是典型的桂枝汤证和麻黄汤证，而不是症。临床上典型的症状并不多，而不典型的多。遇到不典型的，就很麻烦了，就难以对症。如小柴胡汤的但见一症便是，不必悉具，这一症是指什么？从《伤寒论》问世后争论到现在，并无定论。胡希恕老师提出但见一症指口苦，可是口苦的原因亦颇多，并非小柴胡证独有。又如白虎汤的典型为"四大"，但是不典型的白虎汤证，何者可无，何者不可无？吴鞠通曾提出白虎四禁，张锡纯先生就不同意，此时方与症如何相应？如脾虚证，可见胃脘痞满不欲食、可吐利、可水肿、可气短心悸、可倦怠无力、可不寐、可嗜睡、可肥胖、可消瘦、可崩漏、可发热等等，补中益气汤与孰相应？尤其现代，中西医并存，很多西医诊断的病，如高血脂、高血糖、乙肝病毒携带者等，很多并无症状，如何方症相应？所以，我认为"方症相应"的提法是不够准确、严密的，不能成为临床辨证论治的一项规律、原则。

2. 方证相应

证，是疾病某一阶段的病理总和。它包含病机、病位、程度、病势四个要素。是一个抽象的、概括的概念。证有无限多，如何以有限之方对应无限的证？辨证论治的最高境界应是方无定方，法无定法。因为所有的病证，无非是阴阳失调。阴阳有无穷的变化，就有无穷的证产生，并不像有些人概括的某病三法、五法那么简单。固然，有些证型是基本的、常见的、较为公认的，如脾虚、肺失宣降、肝郁等等，还较易方证相应。但中医辨证论治的核心思想是个体化治疗，每个人的病都不同；再者，中医是恒动观，疾病也是不断变化的，因而，不同时间、空间，其治疗亦应随之而变。疾病没绝对相同的、静止的，用已有的方去应无穷的证，恐有按图索骥、刻舟求剑之嫌。所以，方证相应，亦不能作为辨证论治具有普遍意义的指导原则。

3. 方为何方

据统计，中医的方子逾十万，其中有经方、时方、历代名方，还有好多经验方、偏方、秘方、祖传方、自创方等。好的固然不少，但有些是良莠不分、鱼龙混杂、相互重复，还有些方子我们不理解、不会用，显然不是所有方子都可以方证相应的。能方证相应的方子，也就限于经方、历史名方及我们熟悉的名方。其实一个较成熟的中医大夫，能掌握的方子也就是二百至五百首，所以有是证用是方，难免局限，也失去了辨证论治的活泼，难以作为普遍规律。

九、关于抓主症

辨证论治方法，有人提倡抓主症。这个抓主症，究竟指的是"症"还是"证"？我理解应指"症"。所谓抓主症，是指抓疾病的主要证据，或特征。抓住了主要证据，就可明确诊断。证，是个抽象的概念，是分析、综合疾病的所有证据后所得出的结论，它不是一个具体的证据，所以抓主症，只能指症而言。

每个疾病都有相应的症状和体征，以及个人史、家族史、发病史、治疗经过等内容，纷纭繁杂，能抓住主症并非易事。况且病有真假、兼夹，不断地运动变化，抓主症更难。有的症状很简单，就是头痛，如何抓？有的疾病无症状，又如何抓？又有同病异治、异病同治，如脾虚者，可气短无力、可白带多、可水肿、可肥胖、可下利、可不孕等，抓那个症？又如《金匮要略》曰："夫短气有微饮，当从小便去之，苓桂术甘汤主之，肾气丸亦主之"；"小便不利，蒲灰散主之，滑石白鱼散、茯苓戎盐汤并主之。"同一组症状，病机、方药皆不同，此种主症如何抓？吴鞠通论痉篇曰："只治致痉之因而痉自止，不必沾沾但于痉中求之。若执痉以求痉，吾不知痉为何物。"只抓住了痉这一主症，仍不知痉之因何而发，何以处措？

若云辨证的方法是抓主症，貌似有理而实则非。辨，是思辨过程，或曰辨证的方法、手段；而证，是思辨的结果，二者是辨证的不同阶段，其概念也不相同。把思辨过程与结果混为一谈，则似是而非。

总之，辨证论治是中医的灵魂，是中医的核心特色。抓主证或抓主症，多有似是而非之处，难以成为辨证论治的普遍规律。

十、据舌以辨证

舌诊是中医辨证的重要依据，望舌可"洞观五脏六腑"。舌诊直观，较易掌握，所以我初临证的十几年，亦以舌诊为辨证的重要依据。可是临证既久，发现许多舌证不符的现象，才渐渐动摇了我以舌诊为重的看法。

舌诊，在《伤寒论》中虽偶提及，但仅区区数条，随温病学兴起，舌诊方逐渐完善，日被重视、普及。

舌诊在温病中应用较广，价值相应较大。在内伤杂病中，其应用价值明显降低，据我临床粗估，舌证相符者仅 40% 左右。如阳虚阴盛而舌反绛或暗红者，若凭舌而断，当属热入营血，因脉为阴脉，故此等舌，吾以脉解舌。阴寒凝泣，血行不畅而舌绛、暗红；阳虚津液不能上承，舌可光绛无苔。这种舌，不仅不是热入营血，反为阳虚阴寒之舌。此等舌证不符者，屡见不鲜。

这种舌证不符之舌，并非假舌，正像脉无假一样。因为任何舌质、舌苔、舌体、舌态的出现，都有其必然的生理、病理基础，故舌无假，只存在一个如何认识的问题。吾以脉解舌，以脉解症，以脉定证。证确定后，再依此病机来解释舌象所出现的变化。不明病机，舌诊的意义无从谈起。

如此说来，好像有点因果倒置。因为病机的确立，是在望、闻、问的基础上辨出来的。望舌是其中一项直观且重要的内容，应望舌后才确定病机，而吾是在切脉后定病机，以证解舌，所以有些像本末倒置。因望、闻、问，虽可采集一些疾病的症状和体征，但不能确定疾病的性质。证的确定，还是主要依据于脉。待据脉确定证之后，再回过头来，依此病机解症、解舌，若症与舌能依此病机得到符合中医理论的解释，我就认为该病我看懂了、看透了，治疗起来心中也多了几分把握，因脉可定证，此即平脉辨证。

十一、据切腹辨证

有的以腹诊，即切腹进行辨证。腹诊，能获哪些疾病信息呢？

一是疼痛程度、性状有不同。程度有痛与不痛之别。痛者，有轻中重之分，重者，痛不可触近；中者，腹痛不喜按；轻者，隐约作痛。性状有拒按，按之痛或喜按，有刺痛、绞痛、切痛，痛处不移或窜痛、寒痛、热痛、胀痛、硬痛等。

二是疼痛部位，有上腹、小腹、少腹、胁下，或全腹痛。因部位不同，所涉脏腑不同，可据以推断其病位；因痛有轻中重、喜按拒按、喜暖喜凉之分，可推断疾病的性质。

三是疼痛时间，疼痛病程有持久长短之别，痛有发作时间或昼夜、晨昏之异。

四是胀满程度，有轻中重之别，重者不硬，中者胀满，轻者隐约作胀。亦有部位、时间之异。

腹诊还有叩之实或如鼓，有无移动浊音，有无癥瘕、有无肠鸣、肠型，腹之厚薄、寒热、皮肤色泽、松紧等。

可据上述腹诊信息，以推断疾病的性质、病位、程度。日本汉皇医学较重腹诊，可参。亦应结合西医腹诊知识，增加中医对疾病的认识和判断。

切腹，即腹诊，虽为辨证的重要参考，但范围还相对局限，因尚有很多疾病是并无腹征的。而且仅据腹诊，亦难断其证。

十二、其他辨证方法

有夹脊诊者，即察夹脊腧穴有无条索硬结状物，触之的感觉，或痛或酸，或敏感或迟钝，以及局部肤色、温度变化，以推断脏腑病变。

此外，还有问诊以辨证、状态辨证、目诊、掌纹诊、指纹诊、指甲诊等都有程度不等的诊断价值和应用范围，又有较大局限性，公认性亦差，皆不足以作为辨证论治的主要依据。

关于如何辨证论治，提法很多，致使人莫衷一是。怎么办？应溯本求源。是仲景创立了中医辨证论治体系，欲溯本求源，就要深刻领悟仲景是如何辨证论治的，这才是正途，方不致为众多似是而非的"创新学说"所惑。

第三节　临床辨证论治的方法

我临床辨证论治方法，概括起来有六点：

一是以脉诊为中心的辨证论治方法，以脉定症，以脉解症，以脉解舌；

二是胸有全局；

三是严格遵从中医理论体系指导；

四是首分虚实；

五是动态地辨证论治，谨守病机，方无定方，法无定法；

六是崇尚经方、博采众长。

一、以中医理论为指导

仲景的不朽功绩之一，是创立了中医辨证论治理论体系。这一理论体系是中医的核心特色、精髓，博大精深，融理论与实践为一炉，理法方药一以相贯，近两千年来，一直卓有成效地指导着中医临床。欲求正确理解和运用这一辨证论治体系，正本澄源，就必须深入领悟仲景是如何辨证论治的。

仲景的辨证论治体系，涵盖了外感内伤所有疾病，他以阴阳进退、转化为纲，尤其重视人身阳气的盛衰、转化，将全部疾病分为六大类别，创立了六经辨证论治体系，总领十二经及其所属脏腑的生理功能、病理变化。三阳为阳病，太阳为阳盛，阳明为阳极，少阳为阳中之阴；三阴为阴病，太阴为至阴，少阴为阴中之阴，厥阴为阴中之阳。六经病皆有其典型证、非典型证、类证、兼证、传变、转化、顺逆等。仲景通过398条，展现了各病纷纭繁杂的变化规律。在六经辨证论治体系中，涵盖了八纲辨证、脏腑辨证、病因辨证、经络辨证，相互交叉，相互为用。

这一辨证体系的核心是证。证是如何确立的呢？仲景提出辨证论治总的指导原则是"观其脉证，知犯何逆，随证治之"。仲景辨证，虽也四诊合参，但起决定作用的指征是脉。统观《伤寒论》全书，处处都体现了这一精神，这就是以脉为中心的凭脉辨证法。

在论治中，法据证出，方依法立。证，是非常灵活而多变的，没有固定、僵死的模式，因而治亦灵活多变，目标没有固定、僵死的套路。辨证论治的最高境界应是方无定方，法无定法，一切都要依据临床的具体症状和体征来辨，具体问题具体分析。辨，是灵魂；证，是核心；治，是目的。

在论治的113方中，涵盖了汗、吐、下、温、清、补、和、消八法，且八法往往又相兼而用，故仲景之方虽药精味少，却多为偶方之剂，寒热并用、补泻同施，法度严谨、精练、深邃，堪为万世之法，医方之祖，深刻地影响着后世。陈修园深有感触地说："经方愈读愈有味，愈用愈觉神奇"，诚如所言。

欲提高辨证论治水平，就必须深入领悟仲景思辨方法及其辨证论治体系，在继承的基础上，才能发皇古义出新说，才能发扬光大中医学。

二、以脉诊为中心的辨证论治方法

（一）经典中脉诊的价值

《伤寒论·序》引述文献中有《素问》《九卷》《八十一难》《阴阳大论》《胎胪药录》并《平脉辨证》。《内》《难》尚存，其他已亡轶。

《内经》诊脉法并不统一，有遍诊法、三部九候法、人迎寸口诊法、尺寸诊法、尺脉诊法、色脉诊法、色脉尺肤诊法等。诊法何以不统一？缘于《内经》成书之前，显然已有众多论脉的医家及著作，《内经》集其大成，广予搜罗，兼收并蓄，所以众多学说、方法并列，因而方法多歧，并不统一。

《内经》关于脉诊的内容非常丰富，论脉者计七十余篇，论脉专章亦有十余篇。《内经》脉诊的内容，余虽理解、体会得尚很肤浅，但就有所体悟的星星点点，感到《内经》脉学真真切切，在临床上可反复得到印证。如论躁脉曰："汗出而脉尚躁盛者死。"《伤寒论》曰："脉数急者为传也。"数急即躁数之脉。吾根据对躁脉的理解及临床的反复体悟，提出躁脉为火郁证的典型脉象，也是诊断火郁证的最重要依据。火郁证包括温病卫气营血的全过程，《伤寒论》的大部分，以及内外儿妇各科之火郁证，因而，躁脉对决定临床辨证有广泛而重要价值。由此，我深深感到《内经》之脉学确有深厚的临床功底，是真真切切的，不愧为中医千古辉煌的一经典。所以《内经》强调"微妙在脉，不可不察"，"气口成寸，以决死生。"

《难经》论脉，占全书四分之一的篇幅，对脉学理论、诊脉法、脉象等都做了精辟的阐述，创立了寸口诊法，使《内经》脉学由博而约，得以系统、规范，不愧为脉诊的奠基之作。

仲景吸收了前人对脉学的成就，尤其撰用《平脉辨证》一书，对仲景《伤寒杂病论十六卷》的形成，有深远影响。

由《平脉辨证》一书的书名可知，此书必是据脉以辨证之书，是以脉来定证。观此书名，令人倍感惊叹，遥远的古代已有如此卓越的脉学成就，怎不令人高山仰止。那时成书尚须雕竹简，刻个字不易，何况雕一本书。那时没有晋职、晋级或什么荣誉称号，没有必要造假，完全是济世活人的良心之作。

仲景博采古代典籍精髓，经长期临床实践的体悟，创立了不朽的辨证论治体系。在这一体系中，仲景尤重视脉。开首即设"辨脉法"与"平脉法"两篇，把脉学放在了突出、显要的位置，可见仲景对脉诊的重视。

《伤寒论》每篇的题目皆为"辨×病脉证并治"。这个题目的设立，蕴含着深刻的内涵。辨证论治的目的是明确"证"，进而依证立法、处方。而证的确立，是依脉而定，所以仲景题"脉证并治"，脉在证之上，就是平脉辨证。

仲景还提出辨证论治之总纲，即"观其脉证，知犯何逆，随证治之"。仲景未说观其色证、观其舌证、观其形证等等，而独曰观其脉证，是以脉辨证、定证。这充分说明，仲景所创立的辨证论治体系，是以脉诊为中心，是凭脉辨证。这是仲景辨证论治体系的精髓，可能很多同仁忽略了这一关键之处，因而导致临床辨证茫然不知所措，从而提出了许多辨证方法，如运气辨证、五行辨证、望舌辨证、问诊辨证、状态辨证、体质辨证、抓主症、辨病与辨证相结合等，众说纷纭，不仅失去了仲景辨证论治方法的精髓，亦造成临床辨证论治的混乱，直接影响着中医的疗效。虽曰四诊合参，但四诊之中起决定作用是脉诊，这在经典、名著及历代名家医案中，都可得到充分印证。

关于仲景在《伤寒杂病论》中，以脉定证的条文，比比皆是。例《伤寒论》第140条："太阳病，下之其脉促，不结胸者，此为欲解也；脉浮者，必结胸；脉紧者，必咽痛；脉弦者，必两胁拘急；脉细数者，头痛未止；脉沉紧者，必欲呕；脉沉滑者，协热利；脉浮滑者，必下血。"此皆以脉定性、定证者。

我在反复学习和应用《伤寒论》中，有个明显的感觉，倘若我理解了某一方证的脉象，也就悟透了该方证的病机，运用起来就比较有把握，比较灵活，也能够适当化裁、融会贯通，并推广其应用范围。假如对方证的脉理解不透，用起来也就生涩死板，心中没底。我深感脉诊的重要，经长期摸索，逐渐形成了以脉诊为中心的辨证论治方法。

自我形成这一辨证论治方法之后，亦曾不断反思，我是否钻进了牛角尖？这要造成系统性误差，对病人将造成系统性危害；以之教人，亦贻误学生。几度反思，几度再深入学习，观古代名家医论、医案，无不重于脉诊。而且，经我本人在临证中多年的反复摸索印证，疗效尚可，故坚定了我以脉诊为中心的这一思辨方法，老而弥坚，不再犹豫彷徨。

（二）我对脉诊的一些见解

通过反复学习中医典籍，逐渐意识到脉诊的重要性之后，我学习了大部分历代论脉的专著，并经长期临床实践的摸索、体验、品悟，几经犹豫、反思后，于近二十多年才逐渐坚定了以脉诊为中心的辨证论治方法。在不断学习与实践中，渐渐对脉学萌生了一些自己的见解。于1994年与老伴田淑霄教授合作写过两本脉学的小册子——《脉学心悟》与《濒湖脉学解索》。于2009年二书合并再版时，编辑更名为《李士懋田淑霄脉学心得》。我们对脉诊提出了如下管见：

1. 以脉诊为中心的辨证论治方法形成过程

古云："中医难，难在识证。"而识证的关键在于脉诊，脉诊可以定性、定位、定量、定势。笔者学习中医半个多世纪以来，在漫长的学习、实践过程中逐渐形成了以脉诊为中心的辨证论治方法。

临床中，常碰到一些疗效差，甚至久治不愈的病人，心中茫然不知所措，甚感愧疚，所以努力学习经典及名著，又难于一蹴而就，心中仍难了了，苦闷之情常萦绕心头。

如何提高辨证论治水平？临床前十几年，主要倚重舌诊。因舌诊比较直观，易于观察，且望舌能洞观五脏六腑，所以辨证中以舌诊为重。然临证既久，发现一些舌证不符的现象，如再障患者舌淡胖大，怎么补也不好，改予凉血散血方愈；有的冠心病患者舌暗红或光绛，滋阴清热活血无效，改予温阳通脉而瘥；有的舌绛而裂，养阴反剧，温阳舌反渐红活苔布；有的苔黄厚，清热化湿不愈，温阳化湿而瘥。舌证不符的医案，动摇了笔者以舌诊为中心的辨证论治方法，转而渐渐倚重脉诊。

临床辨证，虽曰四诊合参，但四诊的权重不同。自古皆云："望而知之谓之神"，望什么呢？望神、望色、望形态。笔者现在接诊的患者，急性病及危重病较少，而慢性病及疑难病较多，病人的形、色、神常无显著变化，望舌又常出现舌症不符的现象，难以将望诊作为辨证的主要依据。闻而知之谓之圣，闻诊无非闻声、味，一些慢性病人亦很难出现声、味的显著变化，所以闻诊亦难作为辨证论证的主要手段。问诊，那是必须问的，要知道病人之所苦所欲。但是有的病人症状很少，如就是个头痛，没有其他症状，无法仅据问诊辨其寒热虚实；有的病人主诉一大堆，能说上半个钟头，甚至有些怪异的症状，如有一病人从腰至下肢有流沙或流粉条之感，从上到下无处不难受，使辨证茫然不知所措。且仅据症状，也很难判定其病机，所以问诊也有相当大的局限。常遇有人请笔者开个方子，治疗某病，或说的是一些症状，或说的是西医诊断，很是无奈，未诊脉，寒热虚实不明，确难拟方。

笔者倚重脉诊，一是受大学恩师的影响，很多老师都强调脉诊。陈慎吾老师讲，一摸脉就可知道病的性质。当时虽无体会，但印象颇深。二是经典的启悟。从《内经》到《伤寒论》《金匮要略》都非常重视脉诊。三是临证反复体验。

由于几十年专注于脉诊，窃有所悟，逐渐形成了在望、闻、问的基础上，以脉诊为中心的辨证论治方法。反复验证于临床，按这种方法辨证论治，多能取得预期效果。尤其对一些疑难久治不愈的病人，常有一些新的见解，另辟蹊径，取得突兀疗效。因而更坚定了我们以脉诊为中心的辨证论治方法，且老而弥坚。

我们重视脉诊，但不赞成两种倾向。

一是夸大脉诊作用。病家不需开口，一摸便知病情根由。一诊脉，便滔滔不绝地叙述病人的症状，随即处方用药，常使病人连连点头，佩服得不得了。而笔者看病时，也常遇到有些病人，不叙述症状，上来就让你摸脉，让你讲病情。需要费半天唇舌给病人解释，有的病人拂袖而去。有时硬着头皮来讲他的病情，常不够确切。对一诊脉便述病情的大夫，我非常羡慕，曾扮作患者去偷艺，所见多是说了许多症状，其中有一二症状包含其中，病人连连点头称是，也难于直指病人疾苦。一个症可见于多种脉象，一种脉象又可见多个症状，难于单凭诊脉就准确描述病人症状。《脉学辑要》说得好："安可以万变之症，预隶于脉乎。"不可否认，根据脉诊，确可描述一部分症状，随医生经验多寡而异。但作为一个普遍规律，以脉定症是不可取的。更有甚者，一诊脉便说出西医诊断，如肝炎、肾炎、冠心病等。还有的一诊脉就诊断肿瘤，并振振有词地描述有几个肿瘤，有多大，在什么部位。我自愧不如，也不信，疑其哗众取宠而已。真理跨越一步就变成谬误。夸大脉诊的作用，不是弘扬中医，大有糟蹋中医之嫌。

脉诊的运用，只在望、闻、问的基础上，获得对该病的初步印象，再进而诊脉，判断疾病的性质、病位、病势及程度。正如《脉学辑要》所说："已有此证，当诊其脉，以察其阴阳表里、虚实寒热，而为之处措"。若舍望、闻、问三诊，硬要凭脉说症，按图索骥，无异盲人瞎马。

二是否定脉诊的作用，认为脉诊就是摸个心率、心律、强弱大小，对诊治没多大作用。更有甚者说，摸脉就是装装样子，争取点时间，想想该开个什么方，诊脉形同虚设。这主要是对脉诊缺乏深入了解，也不会用，反云葡萄酸，贬低脉诊。掌握脉诊困难，多因其难而弃之，以致对脉诊更荒疏。

现在中医看病，大致有四种类型：

一是据西医诊断用中药，如病毒感染发热，则用药多是清热解毒之类，意在消炎、抑菌、抗病毒。一诊为癌症，就把中医具有抗癌作用的半枝莲、白花舌蛇草等大量堆积。当然，也能碰好几个。这样看病，还要什么辨证论治，两元钱买一摞卡片岂不人皆可为医。

二是搜罗几个偏方、秘方来治病，无异守株待兔，碰上了或许有效，这在中国很普遍，不识字的老妪也常知几个偏方，有的也有效，但毕竟不能称为医生。

三是看病形成固定而僵死的套路，一见胃病就用大量健脾行气之品，名之曰对某病的治疗规律，虽有一定疗效，但难于灵活辨证，囿于一隅之见。

四是力主辨证论治，但辨证方法有别，有的侧重望诊，有的侧重舌诊，有的侧重问诊，有的侧重腹诊，还有的侧重目诊、手诊、夹脊诊等，见仁见智。而笔者在四诊基础上，侧重脉诊，形成以脉诊为中心的辨证论治方法，这是半个多世纪以来不断学习、实践，逐渐总结出来的一套方法，我觉得行之有效，故深信不疑，老而弥坚。

当前讨论纯中医、铁杆中医问题，笔者自诩为铁杆中医。所谓纯中医，并不是拒绝现代科学的诊查手段，这可看成中医四诊的延伸，西医可用，中医也可用，我从不拒绝，只是因学得不够而遗憾。西医的检查、诊断，对我们了解病情、判断疗效、预后非常有益。但笔者辨证用药时绝不用西医理论掺和，严格按中医理论体系辨证论治，这就是纯之所在。

所谓以脉诊为中心，即依脉为主来判断疾病的性质、病位、程度、病势，且以脉解症，以脉解舌及神色。具体运用，详见拙著《相濡医集》《冠心病中医辨治求真》《中医临证一得集》等书所载之医案。

2. 脉诊的意义

脉诊，首先用于疾病的诊断。脉诊乃四诊之一，是诊断疾病和判断疾病转归、预后的重要依据，历来为医家所重视。

脉诊，在疾病的诊断中起着决定性的作用。若用数字来估量，占 50% ~ 90%。

或问，自古以来，四诊依其诊断价值来排列，当依次为望、闻、问、切，而本书认为脉诊起着决定性作用，岂不有违古训？不可否认，确与传统观点有差别。笔者认为，望、闻、问、切是四诊在诊断过程中运用的顺序，而不是重要性的先后排列。医者看病，总是先望病人之神色形态，闻其气息音声，问其所苦所欲，再诊其脉，以明确诊断，这就是四诊应用的次序。若论四诊的重要性，当以切诊为重。因为切诊对一个完整诊断的四个要素的判断，都起着重要作用。

中医的一个完整诊断，要有四个要素：一是病性，二是病位，三是程度，四是病势。这四个要素可概括为"四定"，即定性、定位、定量、定势。如患者喘，性质为热，病位在肺，热势较重，诊断就是"肺热壅盛"。而病势如何体现呢？热盛可伤津耗气，热盛可内传心包，可下传阳明，可烁液成痰等，要据脉明其病势，截断扭转，先安未受邪之地，防其传变。具备这四个要素，才算是个完整的诊断，但还未必是个正确诊断。因诊断正确与否，还要经过临床实践来检验，主观与客观相符，取得了预期疗效，才能说这个诊断是正确或基本正确的。若越治越坏，主客观不符，虽然诊断是完整的，但未必是正确的。在明确诊断的这四个要素中，脉诊一般都起着重要的、甚至是决定性的作用。

（1）关于疾病性质的判断，主要依据脉来判断，这在我国古代经典医籍中有很多记载，如《金匮要略》肺痿篇："脉数虚者为肺痿，数实者为肺痈。"《金匮要略》疟篇："疟脉自弦，弦数者多热，弦迟者多寒。"《伤寒论》第27条："太阳病，发热恶寒，热多寒少，脉微弱者，此无阳也，不可发汗。"《金匮要略》脏腑经络篇："病人脉浮在前，其病在表；浮者在后，其病在里。"类似的记载在经典医籍及历代文献中比比皆是，不胜枚举。据笔者五十余年临床实践，对此有深切的体会，而且对脉诊也愈来愈倚重。

疾病的性质无非是寒热虚实，都可以在脉象上得到反映。反过来，就可根据脉象以推断疾病的寒热虚实。就一般规律而言，证实脉实，证虚脉虚，热则脉数，寒则脉迟，这就是对疾病性质的判断。尤其对一些危重、复杂的病人，或症状很少，缺少辨证的足够依据的病人，或症状特多，令人无从着手的病人，这时更要依据脉诊来判断。

（2）关于病位的判断，也主要依据脉象，并结合经络脏腑的症状来判断。如寸部脉象有改变，又出现心经的症状，则可判断病位在心；若出现肺经的症状，则可判断病位在肺，余皆仿此类推。但有些病人，症状在上而病位在下，或症状在下而病位在上，这就更需依赖脉诊进行判断。如一人头痛四日，别无他症，随诊的实习学生以为外感，予辛凉解表剂。余诊其脉尺浮，此为相火旺，淫于膀胱，沿经上灼而后头痛，改用知柏地黄丸而愈。

（3）关于疾病轻重程度，这是个既模糊又确切的概念。说它模糊，是因为难以量化；说它确切，是指医者必须明确病情的轻重，以指导用药治疗。如肺热用石膏，究竟是用50克还是10克？不明确病情的轻重，就无法确定适当药物及用量，病重药轻不成，病轻药重也不成。疾病的轻重程度也可以从脉上来判断。如脉数有热，越数实有力，热就越重，数轻则热轻。

（4）关于病势的判断，主要依据脉诊判断。所谓病势，即疾病发展变化的趋势，这种趋势无非是三种情况：一是逐渐好转；二是邪正相持；三是恶化，病情加重、传变，直至死亡。

关于病势的判断，亦即疾病的转归与预后的判断。疾病不是静止的，有着性质、病位、程度的不断变化。这些变化，决定着疾病的转归和预后。

首先，在疾病过程中，病因是不断变化的。例如外感病中，开始因感受寒邪，寒邪蕴久化热，热邪又可伤阴化燥。由寒到热、到燥的改变，是由于病因的改变，病的性质亦随之而变。这些改变主要依据脉象的变化来判断。脉紧为寒；待寒邪化热，脉转浮洪数；待伤阴化燥，脉又转为细数。

病性的改变：疾病可由阳证转为阴证，由实证转为虚证，由热证转为寒证等。这种改变，亦主要依据脉象来判断。如原为实脉，逐渐出现按之无力的表现，标志着正气已衰，病性由实转虚。

病位的改变：根据脉象的相应变化，可以判断病位的改变。如《伤寒论》第4条："脉若静者为不传，脉数急者为传也"。标志病位将由浅入深，由表入里，病势加重。又如温病热入营分，热邪内陷营阴，脉沉细数急。当治疗后，脉由沉位而外达于中位、浮位，脉细数逐渐变为洪数，则标志营热已透转气分，病位由深转浅，由里透外。

疾病轻重程度的改变，亦主要据脉以判断。如上例《伤寒论》第4条太阳病脉由数急到静，病情减轻；数急加重，则病情加剧。

对疾病预后的判断也倚重于脉，历代文献有很多关于脉的吉凶顺逆、真脏脉、怪脉，有无胃气、神、根等论述，对疾病预后有重要价值。

3. 脉的从舍

历来都认为脉有假脉，所以出现"舍脉从证"与"舍证从脉"的问题。笔者认为脉无假，关键在于是否识脉。任何一种脉象的出现，都有其必然的生理、病理基础，都反映了一定的生理病理改变。草率地归之于假脉，舍而不论，是不科学的。

所谓假脉，无非脉证不一，阳证见阴脉，阴证见阳脉；表证见里脉，里证见表脉；寒证见热脉，热证见寒脉；虚证见实脉，实证见虚脉。这些与证不一的脉不仅不假，恰恰反映了疾病的本质。

阳证见阴脉者，阳极似阴也。例如阳热亢极，反见沉迟涩小细等似阴之脉，此为火热闭伏气机，气血不得畅达而出现的脉象，此正说明火热郁伏之甚，并非假脉。阴证见阳脉，阴极似阳也，如阴寒内盛格阳于外，脉反见浮大洪数似阳之脉，此正说明阴盛之极也，何假之有？

表证见里脉者，伤寒初起，寒邪外束，气血凝泣，出现沉紧之里脉，乃理势然也。温病初起，温邪上受，首先犯肺，肺气怫郁，气机不畅，气血不能外达以鼓荡血脉，反见沉数之里脉，恰恰反映了温病的本质是郁热。里证而见表脉者，可因里热外淫，或里虚真气浮越于外而脉浮或浮大。

热证见寒脉者，热闭气机，气血不得畅达，脉反见沉迟小涩乃至厥。寒证见热脉者，因寒邪搏击气血，脉紧而数；或阴寒内盛，格阳于外而脉浮大洪数。

实证见虚脉者，乃邪阻气机，血脉不畅，脉见细迟短涩。虚证见实脉者，乃真气外泄，胃气衰竭，经脉失柔，反见强劲搏指之实脉。

此类脉象，何假之有。张景岳说得好："虽曰脉有真假，而实由人见之不真耳，脉亦何从假哉。"《医论三十篇》亦云："舍脉，乃脉伏从证，不得不舍，非脉有象而舍之谓。"这段话是很明确的，所谓舍脉，只有脉因邪阻而闭厥，无脉可据时，此时不得不舍脉从证。除此而外，只要可摸到脉象，就不存在舍弃的问题。所以该书又说："如停食、气滞、经脉不行，或塞闭气机，脉伏不见，惟据证以为治。"脉断然无假，根本不存在什么舍证从脉、舍脉从证的问题。

4. 脉诊纲要

脉象确有很多不同的变化，医家将其分为 24 种脉、27 种脉、34 种脉等，另外还有怪脉、真脏脉。而且两手脉象各不相同，寸关尺三部亦可各异。除单脉外，又有很多兼脉，纷纭繁杂，的确难于掌握。如何执简驭繁、纲举目张呢？历代医家都做过许多有意义的尝试，将脉分为阴阳，以浮沉迟数为纲，或浮沉迟数虚实为纲，亦有将浮沉迟数虚实滑涩合为八纲者。仲景提出脉诊纲要，曰："脉当取太过与不及。"太过者实，不及者虚，此即以虚实为纲。景岳独具慧眼，提出以虚实为纲。曰："千病万病不外虚实，治病之法无逾攻补。欲察虚实，无逾脉息。"又曰："虚实之要，莫逃乎脉。"脉虚证虚，脉实证实。景岳这一见解，与《内》《难》一脉相承。《素问·调经论》曰："百病之生，皆有虚实。"《灵枢·经脉》曰："其虚实也，以气口知之。"《灵枢·逆顺》曰："脉之盛衰者，所以候血气之虚实有余不足。"《难经·六十一难》："诊其寸口，视其虚实。"

脉的虚实，当以沉候有力无力为辨。因沉候为本，沉候为根，沉候的有力无力，才真正反映脉的虚实。对此，《内经》及后世医家都有明确的论述。《素问·至真要大论》曰："帝曰，脉从而病反者，其诊何为？岐伯曰：脉至而从，按之不鼓，诸阳皆然。帝曰：诸阳之反，其脉何为？曰：脉至而从，按之鼓甚而盛也。"对这段经文，景岳阐述得很清楚。他说："脉至而从者，为阳证见阳脉、阴证见阴脉，则皆谓之从也。若阳证见阳脉，但按之不鼓，指下无力，则脉虽浮大，便非真阳之候，不可误为阳证，凡诸脉之似阳非阳者皆然也。或阴证虽见阴脉，但按之鼓甚而盛者，亦不得认为阴证。"这就明确指出，即使临床表现为一派阳证，浮取脉亦为洪数的阳脉，但只要按之不鼓，指下无力，就是阴证、虚证。即使临床表现为一派阴证，脉见沉迟细涩等阴脉，但只要按之鼓甚，便是阳证、实证。《医宗金鉴》更明确指出："三因百病之脉，不论阴阳浮沉迟数滑涩大小，凡有力皆为实，无力皆为虚。"《脉学辑要》亦云："以脉来有力为阳证，脉来无力为阴证。"《医家四要》云："浮沉迟数各有虚实。无力为虚，有力为实。"但必须指出，若脉过于强劲搏指，不得作实脉看，恰为胃气衰败、真气外泄之脉。

沉取有力无力，此即诊脉之关键。不论脉分 27 种还是 34 种，皆当以虚实为纲。

5. 脉诊原理

脉虽纷纭多变，但只要理解脉象形成的原理及影响脉象的因素，对诸脉也就能了然胸臆，不为所惑了。

脉的形成原理，一言以蔽之，乃气与血耳。脉乃血脉，赖血以充盈，靠气以鼓荡。正如《医学入门》所云："脉乃气血之体，气血乃脉之用也。"所有脉象的诸多变化，也都是气血变化的反映。气为阳，血为阴，气血的变化，也就是阴阳的变化。诚如《素问·脉要精微论》所云："微妙在脉，不可不察。察之有纪，从阴阳始。"气血，是打开脉学迷宫的钥匙。倘能悟彻此理，则千变万化的各种脉象可一理相贯，触类旁通，而不必囿于众多脉象之分，画地为牢，死于句下。恰如《脉学指南》云："上古诊脉，如浮、沉、迟、数等，名目不多，而病情无遁。后胪列愈伙、指下愈乱，似精反粗，欲明反晦。盖求迹而不明理之过也。"《诊家枢要》亦云："得其理，则象可得而推矣，是脉也，求之阴阳对待统系之间，则启源而达流，由此而识彼，无遗策矣。"

（1）气的变化对脉象的影响

①气盛：气有余，则鼓荡血脉之力亢盛，气血必动数而外涌。气血外涌，则脉见浮、洪、实、大、长、缓纵而大等象。气血动数，则脉见数、疾、躁、促等象。

②气郁：气为邪阻，气机不畅；或情志拂逆，气机郁滞，则气不能畅达以鼓荡血脉，脉见沉、伏、牢、涩、迟、细、短、结乃至厥。气机不畅，阳气不得敷布，经脉失却阳气之温养，致收引拘急，脉见弦、紧、细、涩等象。此等脉象，貌似不足，实则乃邪气亢盛所致。其与虚脉的鉴别在于按之中有一种奔冲激荡、不肯宁静之象，与虚脉之按之无力者异。这就是以沉取有力无力分虚实。

至于病机相同，同为气郁，为何脉象有沉、伏、涩、迟等不同？这是由于气机滞塞的程度、部位不同，引起气机滞塞的原因不同，因而同一病机，产生不同的脉象。脉虽各异，而理却相通。

③气虚：气虚无力鼓荡血脉，则出现脉来无力的缓、迟、微、弱、濡、代、小、短、涩等脉象。气虚不能固于其位，气浮于外而脉浮，可见浮、虚、散、芤、微、濡、革等脉。气虚，则虚以自救，奋力鼓搏，脉可数，然按之无力，愈虚愈数，愈数愈虚。若气虚极，脉失柔和之象，亦可见强劲坚搏之脉，此乃真气外泄，大虚之脉，不可误认作实脉。

（2）血的变化对脉象的影响

①血盛：血为邪迫，则奔涌激荡，血流薄疾，则脉见滑、数、疾、促等象。血流奔涌于外，则见脉浮、洪、实、长等象。

②血瘀：由于邪阻、气滞，血行瘀滞，脉道不利，则见沉、伏、牢、涩、细、小、短、促、结等。

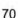

③血虚：血虚不能充盈血脉，则脉细、小、濡、短、涩等。血行不继，则脉歇止而见促、结、代等。血虚不能内守，气失依恋而外越，则脉见浮、虚、微、芤、革、散、动等。血虚经脉失于濡养，则脉拘急而弦。

为了论述清晰，故将气与血分别论述。气与血的病理变化，虽有所侧重，但往往相互影响，密不可分。气血是脉象产生和变化的基础。明白了这个道理，就可以"知其要者，一言而终"。

6. 脉象的动态变化

古人对各种脉象做了很多规定、描述，而且列举了很多形象的比喻，使后人能对各种脉象有个清晰的概念，可谓用心良苦。我们学习脉诊不仅要了解各种脉象的界定标准，准确地认脉，而且要掌握脉理及其所主的病证。能正确地识脉，还要以辨证的观点动态地辨脉。各脉不是孤立的、静止的，而是互相联系，有着不断的动态变化。掌握了这种动态变化的规律，就可活泼地看待各种脉象，守绳墨而废绳墨，驾驭整个疾病进程及脉象的各种变化，随心所欲不逾矩，达到出神入化的境地。

例如风温初起，脉可沉而数，可用升降散、银翘散之类。随着热势的亢盛，热郁极而伸，淫热于外，则脉由沉数变成浮数。热邪进一步亢盛，激迫气血外涌，脉由浮数变为洪数，可用白虎汤治之。热邪亢盛而伤津耗气，则脉由洪数变为芤数，可用人参白虎汤。若气被壮火严重耗伤，则脉由芤而转虚大乃至散，可用生脉散。若正气浮越而脱，则可由阳证转为阴证，脉转为沉微欲绝，可用参附汤、四逆汤回阳救逆。若热邪由卫分逆传心包，脉见沉数而躁急。若热传营血，阴亦耗伤，则脉见沉细数而躁急。温病后期，邪退正衰，肝肾阴伤，脉转为细数无力。若阴竭阳越，脉又可变为浮大而虚。阳越而脱，转为阴阳双亡时，脉又可沉细微弱。

再如气机郁滞，气血不能畅达以鼓荡血脉，随郁滞的程度不同，脉可逐渐转沉，进而出现沉、弦、涩、细、短、结、伏乃至脉厥。这些虽是各不相同的脉象，但由于病机相同，可知上述诸脉是有机联系的，是一种病机动态发展的不同阶段、不同程度所出现的不同变化。这样就可以将诸脉以一理而融会贯通，就可由守绳墨而废绳墨，辩证地、灵活地看待各种脉象，而不必机械、刻板地死于句下。

欲达到守绳墨而废绳墨的境地，就必须了解脉理。理明自可判断各种脉象的意义，进而判断病证的性质、病位、程度、病势。掌握脉理的关键，在于气血的相互关系及变化规律。

7. 脏腑分布

一种说法是，浮取以候心肺，中以候脾胃，沉以候肝肾。这种说法，临床不适用，难道心肺的病变都在浮候而不见于中候、沉候吗？肝肾的病变都在沉候而不见于浮候、中候吗？如病人喘而寸脉沉数，当知肺中蕴热，迫肺上逆而作喘。此证非于脉之浮候察得，而是于沉候诊知，何以言心肺之疾独于浮候诊之？

还有一种说法，以寸尺内外分候脏腑。寸口乃区区之地，细如麦秆，再过细地分为内外上下，难于掌握，且近于玄虚，临床也不这样用。

比较一致的意见是以左右脉按寸关尺分布。左脉寸关尺分别为心、肝、肾；右脉寸关尺分别为肺、脾、命。心包在左寸。两尺有的认为都属肾。

关于腑的分配，胆在左关，胃在右关，膀胱在尺，诸家意见比较一致，大小肠的分布分歧就比较大。约有三种意见：一种是以表里经络关系来分，心与小肠相表里，且有经络相通，故小肠居左寸。肺与大肠相表里，且有经络相通，大肠居右寸。第二种意见是以气化功能分，大小肠都传化水谷，属胃气所辖，故大小肠居右关。第三种以脏器实体部位来分，大小肠皆属下焦，所以分配于尺部。三焦的分布，有的主张上中下三焦分居寸关尺；有的认为三焦气化取决于肾，应居尺；有的认为三焦与心包相表里，且有经络相通，应居左寸。各执己见，令学者莫衷一是。脏腑的分部，不宜过于机械刻板，不仅玄虚，也不适用。笔者判断脏腑病位，根据寸候上焦病变，包括心、肺、心包及胸、颈、头部；关候中焦病变，包括脾、胃、肝、胆、上腹；尺以候下焦病变，包括肾、膀胱、大小肠、女子胞，及下腹、腰、膝、足等。至于判断属何脏何腑的病变，要结合该脏腑及其经络所表现的症状，综合分析判断。如寸数为上焦有热。上焦之热究竟在心、在肺、在胸、在头，尚不能单凭脉以断。察知病人咳嗽，咳嗽乃肺的症状，结合寸数，可断为肺热。若同为寸数，出现心烦不寐的症状，则可断为心经有热。考之于《脉经》，即以寸关尺分主三焦，而没有机械地将寸关尺与脏腑硬行搭配。《脉经》分别三关境界脉候所主曰："寸主射上焦，出须及皮毛竟手。关主射中焦，腹及胃。尺主射下焦，少腹至足。"这种定位的方法，简单、实用、确切，没有故弄玄虚或呆板、繁琐的弊端。

8. 脉象的删繁就简

《脉经》以前，虽提出了很多种脉，但缺乏脉象准确、严格的描述，而且名称也不统一，随意性很大。《脉经》始对脉学做了专门的、系统的整理阐述。提出 24 种脉，并对脉象做了较严格的界定，对后世影响深远。后世医家在《脉经》24 脉的基础上，又增加了许多种脉，分别提出 27 种脉和 34 种脉等。仔细研究分析，有些脉象是重复的，彼此之间特征难以区分，而且其病理意义是相同的。所以，后世有些医家做了有意义的删减，如景岳提出正脉 16 部，有浮、沉、迟、数、洪、微、滑、涩、弦、芤、紧、缓、结、伏、虚、实，而将《濒湖脉学》中的长、短、濡、促、代、散、牢、革、细、弱、动 11 部脉删去。这种删繁就简的思路是好的，但具体何脉当删，何脉当留，尚可商榷。

就后世多遵从的《濒湖脉学》中的 27 部脉而言，可删濡、伏、牢、革、长、短。

（1）濡脉当改称软脉。濡本软，其特征为脉体柔软。后世将濡脉的特征描述为浮而柔细。若果以浮而柔细为濡脉，则与浮细无力之微脉难以区分，而且濡与微所代表的病理意义也是相同的，故以浮而柔细为特征的濡脉当删。濡脉当改成软脉，软脉的唯一特征是脉体柔软，没有浮而柔细的限定。

（2）伏脉可删。伏与沉，都是重按方见，只是伏比沉更深一些，这与沉脉只是程度上的差异，病理意义上没有多大区别，故伏脉可删。

（3）牢脉可删。牢脉特征是沉而弦长实大，与沉实的脉象和病理意义是一致的，故牢脉可删。

（4）长脉可删。太过之长脉，与实脉、弦大有力之脉的脉象特征、病理意义是相同的，故长脉可删。

（5）短脉可删。无力而短之脉，与微、弱脉的病理意义相同。有力而短的脉，与涩而有力的脉相同，故短脉可删。

（6）革脉可删。革脉的特征是浮大有力，按之空豁，与芤脉相近，而且病理意义相同，故革脉可删。

《濒湖脉学》较《脉经》增加了长、短、牢三部脉。增加的意义不大，可删。笔者又在《脉经》基础上，提出去掉伏、革，并将濡恢复软的名称，共 22 种脉。这里仅提出供商榷的意见，在下篇对各脉的讨论中，仍保留了《濒湖脉学》中的 27 部脉。

9. 脉象要素分解

脉象，是由脉位、脉体、脉力、脉率、脉律、脉幅、脉形七个基本要素所组成。由于这七个要素的变动，因而演变出纷纭繁杂的诸多脉象。若每种脉象都能从七要素入手加以分解，并弄清影响这些要素变化的原因、机理，则有助于对各种脉象的掌握、理解和融会贯通，不致有如坠五里云雾之感。

（1）脉位。脉位可分浮中沉三候。

脉何以浮？无非是气血搏击于外致脉浮。

气血何以搏击于外？常脉之浮，可因季节影响，阳气升发而脉浮。病脉之浮，可因邪气的推荡，使气血鼓搏于外而脉浮。如热盛所迫，或邪客于表而脉浮。若正气虚弱，气血外越，亦可因虚而浮。同为浮脉，一虚一实，以按之有力无力分之。

何以脉沉？常脉之沉，因于季节变化，阳气敛藏而脉沉。病脉之沉，一可因气血虚衰，无力鼓荡而脉沉；一可因气血为邪所缚，不能畅达鼓荡而脉沉。同为沉脉，一虚一实，以按之有力无力区别之。

（2）脉体。脉体有长短、阔窄之分。

脉长而阔者，健壮之人，气血旺盛，或在夏季阳气隆盛，脉可阔长。病脉之阔而长，可因邪气鼓荡气血，使气血激扬，搏击于脉乃阔而长。正虚者，气血浮动，脉亦可阔长。二者一虚一实，当以沉取有力无力别之。

脉体短而窄者，一因邪遏，气血不能畅达鼓击于脉，致脉体短窄。或因正气虚衰，无力鼓搏，亦可脉体短窄。二者一虚一实，当以沉取有力无力别之。

（3）脉力。脉力分有力无力，当以沉候为准。无论浮取脉力如何，只要沉取无力即为虚，沉取有力即为实。

沉而无力者，阳气、阴血虚衰也，无力鼓击于脉，致脉按之无力。沉取有力者，因邪扰气血不宁，搏击血脉而脉力强。若亢极不柔者，乃胃气败也。

（4）脉率。脉率有徐疾之别。疾者，儿童为吉。病脉之疾，可因邪迫，气血奔涌而脉疾；亦可因正气虚衰，气血张皇，奋力鼓搏以自救，致脉亦疾。二者一虚一实，当以沉取有力无力分之。

脉徐者，可因气血为邪气缚，不得畅达而行徐；亦可因气血虚衰，无力畅达而行徐。二者一虚一实，当以沉取有力无力分之。

（5）脉律。脉律有整齐与歇止之分。气血循行，周而复始，如环无端，脉律当整。若有歇止，则或为邪阻，气血不畅而止；或为气血虚，无力相继乃见止。二者一虚一实，当以沉取有力无力分之。

（6）脉幅。脉来去（即脉之起落）之振幅有大小之别。常脉振幅大者，气血盛。病脉之振幅大，或因邪迫，气血激扬而大；或因里虚不固，气血浮越而脉幅大。二者一虚一实，当以沉取有力无力别之。

脉幅小者，可因邪遏或正虚，致脉来去之幅度小，二者一虚一实，当以沉取有力无力区分之。

（7）脉形。气血调匀，脉当和缓。因时令之异，阴阳升降敛藏不同，脉有弦钩毛石之别，此皆常也。若因邪扰或正虚，气血循行失常，脉形可有弦、紧、滑、代之殊。弦紧皆血脉拘急之象，或因邪阻，或因正虚，经脉温煦濡养不及而拘急。滑乃气血动之盛也，或因气血旺，脉动盛而滑，如胎孕之脉；或邪扰，激荡气血，涌起波澜而脉滑；或正气虚衰，气血张皇而脉滑。二者一虚一实，当以沉取有力无力区分之。

脉之变化多端。无非是构成脉象的七要素之变动。七要素的变动，无非是气血的变动。气血之所以变动，无非邪扰和正虚两类。故气血为脉理之源，虚实为诊脉之大纲。倘能知此，则诸脉了然胸臆，不为变幻莫测之表象所惑。

10. 脉诊中的注意事项

关于脉诊中的注意事项，各脉书中都有很多论述，此处只谈一下未曾提及或有不同见解的几个问题。

（1）西药对中医诊脉辨证的影响。很多西药，尤其是中枢神系统药物、循环系统药物、内分泌药物、液体疗法等，都可显著地影响脉象，干扰中医辨证。因而，在诊脉时，要充分考虑这些影响因素，尽量避免错误的判断。笔者曾会诊一格林巴利综合征患者，呼吸已停，心跳尚在。因用激素、兴奋剂、加压输氧、输液及血管活性药物，呈现脉洪大、面赤、舌红而干。据此，诊为阳明热盛，予人参白虎汤。10 日后死亡。事后想来，呼吸已停，当属中医脱证范畴，应用参附益气回阳。面赤脉洪，当为西药的影响，予人参白虎恐为误治。中西结合共同治疗很多，当如何排除干扰，正确辨证论治，有待进一步研究探讨。

（2）下指法。历来强调诊脉当用指目。但对脉体稍阔者，指目难以诊得脉之全貌，莫如用指肚为好。所以我主张以指肚诊脉。

（3）双脉问题。有些病一侧并列两根动脉，一根于寸口处浮弦细而劲，另一根略沉较粗且和缓，周学海称"二线脉"。两脉之取舍，当以稍粗大者为凭。

（4）指力。三指切脉，指力必须一样，亦即压强须一样，否则辨不出三部脉之独弱独强、独大独小的变化。

（5）素体脉。人有男女老幼、强弱肥瘦之分，素体脉亦不同，诊病脉，必须考虑其素体的差异。

对各脉，依《濒湖脉学》的 27 种脉，对脉象、相类脉、脉理与主病，都提出了我们的意见。见拙著《脉学心悟》，此不复赘。我们依脉解症，依脉解舌，形成了以脉诊为中心的辨证论治方法。

三、胸有全局

（一）一堂影响我终生的课

秦伯未是我敬仰的老师，他讲便秘的一课给我印象至深，影响我一生。秦老师把粪便在肠道的运行排泄，比喻为河里行舟。船要运行，必须有两个条件，一是河里有水；一是有力的推动，这个力，包括风或篙、橹、发动机的推动。

人体的水是什么？就是津、液、血、精。水能润，犹河中有水，船方能行。人体的力是什么？是阳和气，犹推动船行的风。

人体的阳气与阴精是如何产生的？乃根源于肾，化生于脾胃，宣发于肺，疏泄于肝，经三焦、膀胱、腠理，达于周身脏腑、经络、器官孔窍直至毫毛。任何一环节的障碍，都可引发便秘。

引起各环节障碍的原因，无非虚实两类。虚者正虚，包括阴阳气血的虚衰，无力濡润、推荡，致便秘；实者，包括六淫、七情、气血痰食的阻遏，影响脏腑功能而便秘。辨证时，就要全面分析，根据不同病因、不同脏腑病机而辨，不能片面地只知便秘为肠道蠕动障碍而下之。治疗时，据辨证结果而立法、选方、遣药。如桂枝汤、小柴胡汤、承气汤皆治便秘，脾约丸、桃核承气、增液汤、增液承气汤等亦治便秘，半硫丸、济川煎、生白术、半夏、芦荟等亦治便秘。治便秘之方众多，择其方证相应者予之，皆可获效。虽有些方子并不治便秘，但只要切合病机，亦可随手拈来，常获突兀之疗效。理明自然一通百通，全局在胸，全盘皆活，左右逢源。

秦老师讲课颇有风度，深入浅出，既生动又清晰；既授人以鱼，又授人以渔；不仅使学生掌握了便秘一证的辨证论治，也学到了中医的思辨方法和讲课的艺术。我在辨证论治中强调胸有全局，就是受秦老师的影响。只有胸有全局，才不致临证时只见一斑，不见全豹，犯片面、狭隘的错误。

（二）胸有全局的思辨方法

所谓心有全局，就是要对每一病证的病因、病机、临床表现、判断要点、治则、治法、方药等，有个全面了解，临证时方能把握全局，全面分析，不致犯片面性的错误。

要能够胸有全局，亦非易事，必须要有一定的理论根基方能知道每一病证的各种不同病因、病机、全面分析。而且要有实践的功底，真正会应用这些理论去施治。若仅只空头理论，纸上谈兵，没有理论与实践的结合，即使理论上知道，也未必会用、敢用。而且脱离了实践，理论上也未必能有正确而深刻的体悟。如理论上知道桂枝汤可治便秘，若未经过实践应用的品悟，即使心里明白也不敢用，心里没底，谁知用了能不能有效。所以，理论固然重要，实践更重要，要通过实践，把理论知识转化为自己实践的能力，方能不断提高辨证论治水平。

以下，我通过具体实例，说明胸有全局思辨方法的运用。

例一：病人主诉头痛。为什么会痛？中医认为气血应环周不休，若气血不通，则"不通则痛"。气血不通的原因，从性质来讲，大致可分为三类，即邪实、正虚与虚实相兼者。

邪实者，当包括六淫、七情、内生之五邪。邪客于头，阻滞经脉则气血不通而痛；或其他脏腑经脉的邪气上干于头，亦可引起头痛。

正虚者，包括阴阳气血之虚。头失正气之充养，经脉无力通达，头亦痛。正虚的病位，五脏皆有阴阳气血之虚，故皆可引发头痛。

虚实相兼者，既有正虚，又有邪实，但权重可不等，或正虚为主，或邪实为主。其病位，亦有脏腑经脉之别。

头痛，可以作为一个独立的病证出现，亦可作为其他疾病的一个主症或兼症出现。故而，头痛一证纷纭繁杂，头绪多端，设仅见一斑，则难窥全豹，必然产生片面性的错误。所以，必须胸有全局，全面分析，逐一而迅速地排除，最终确定其癥结所在，即辨明其证，据证而施治。

例二：痉证。痉是以项背强直、四肢抽搐，甚则口噤、角弓反张为特征的一类病证。吴鞠通于《温病条辨·解儿难》论痉中说："痉者，筋病也。知痉之为筋病，思过半矣"，真是一语破的。抓住痉为筋之病这一本质，就掌握了理解痉证的关键。痉证无论虚实寒热、轻重缓急，各种不同原因所诱发，皆因筋脉拘挛、收引所致。没有筋的收引拘挛，就不能成痉。

筋脉何以会拘挛？在探讨这个问题之前，首先要明确筋

平脉辨证仲景脉学

脉能够柔顺条达的生理条件。一是阳气的温煦，一是阴血的濡润，二者缺一不可。造成阳气不能温煦、阴血不能濡润的因素不外两种。一是邪气壅塞经脉，气血不能畅达，筋脉失却阳气的温煦和阴血的濡润，使筋脉拘急而为痉，此为实痉。能够起到阻隔作用的邪气，包括六淫、七情、气血痰食等，此即《灵枢·刺节真邪》篇云："虚邪之中人也……搏于筋，则为筋挛。"二是阳气虚衰，或阴血不足，无力温煦濡养，致筋脉拘急而为痉，此属虚痉。虚实之痉，皆有寒热之分，故吴氏谓"痉有寒热虚实四大纲"。

就痉证病位而言，邪阻者，有表里之分、六经之别、气血之异；正虚者，有五脏、经脉之殊。

由于痉证原因至繁，所以必须胸有全局，全面分析，以求其本。所以吴鞠通提出："只治致痉之因而痉自止，不必沾沾但于痉中求之。若执痉以求痉，吾不知痉为何物。"强调了"审因论治""治病必求其本"的精神。

四、首分虚实

疾病有成千上万，临床表现纷纭繁杂，治疗方药亦数以万计，难以驾驭。如何能找出疾病的规律，纲举目张，乃是为医者的迫切愿望。历代医家都进行了艰辛的探索，总结归纳、概括提炼出许多辨证规律，这些规律的提出，使中医学得到了极大提高、升华，创立了辨证论治体系。这个辨证理论体系，包括了八纲辨证、六经辨证、脏腑辨证、病因辨证、经络辨证、卫气营血辨证、三焦辨证、正局与变局辨证、津液气血辨证等。这诸多辨证方法中，应用范围不同，价值权重有别，但又互相补充，往往几种辨证方法共同应用，以完成辨证论治的思辨过程。诸辨证方法中，八纲辨证为纲中之纲，任何辨证方法，都要结合八纲辨证。

（一）诸辨证方法分析

1. 八纲辨证

八纲辨证，包括阴阳、表里、寒热、虚实，此为辨证之八纲。

八纲辨证的主要价值，在于辨明疾病的阴阳、寒热、虚实的性质，表里在于分辨疾病的病位。

阴阳：阴阳乃八纲辨证总纲。根据阴阳的特性，将表证、热证、实证属阳；里证、寒证、虚证属阴。

内经最早的辨证方法是分阴阳两纲。阴阳辨证虽能高度概括，但又嫌过于笼统，尚须进一步细化，于是衍生出八纲。

表里：这是一个病位概念，用以分辨病在表还是在里。在表，主要指邪在皮毛、肌肤、经络、腠理、筋、脉、骨等，也有层次深浅的不同。在里，则指病在脏腑。还有半表半里的部位概念，主要指两种情况，一是少阳证的半表半里，此乃半阴半阳，半虚半实证，出则为阳，入则为阴，界于阴阳之间，故少阳为阴阳出入之枢；还有一种是指邪踞表里之间的募原证，外近肌肉，内近胃腑，在脏腑与肌肉之间。表里的病位确定之后，还要进一步分清虚实。

寒热：指疾病的寒热属性而言。寒热，主要反映疾病的阴阳盛衰关系。分清寒热之盛衰之后，尚须进一步分清虚实、真假及病位。

虚实：指疾病性质而言，反映疾病的邪正盛衰关系，任何疾病的全过程，本质上都是邪正胜负、进退的过程。在分清虚实的大框架之下，还要进一步分清邪指何种邪气，其程度、病

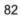

位要明确；正虚，是何种正气虚，其程度、病位亦须清楚。

2. 脏腑辨证

脏腑辨证的价值主要在于确定病位，还须结合八纲辨证，以确定疾病的性质。如寸脉盛，示上焦有热，但上焦有心肺胸膈，究竟热在肺还是热在心、在胸膈？就须结合脏腑辨证以确定病位。如病人咳喘，则热在肺；若病者心悸、心烦，则热在心。

3. 经络辨证

经络辨证的价值，亦在于确定病位。经络都有其络属的脏腑、组织器官，有其循行路线、部位。临床依据不同经络所络属的脏腑、器官、循行路线来确定是何经病变，但经络病变的性质，还要结合八纲辨证来判断。

4. 六经辨证

六经辨证，是糅合了八纲辨证、经络辨证、病因辨证、脏腑辨证的一种辨证体系，它揭示了外感病的传变规律及辨证方法，也涵盖了内伤杂病的传变规律及辨证方法。仲景的伟大贡献之一，是创立了中医辨证论治体系。

5. 病因辨证

中医的病因，不着重发病的直接原因，而是审证求因，是根据临床的表现，通过辨证来确定其病因。

凡病皆有因。中医的病因有两大部分，一是指邪气而言，包括内因、外因、不内外因；一部分是指病机而言，如脾虚下利，则下利的原因是脾虚，脾虚本指病机，此时解释下利，则脾虚就是下利的病因。

病因又是不断转化的，如寒可化热，热可伤阴，阴伤化燥，热又可耗气、伤阳，转为寒证。寒邪究竟是热化还是寒化，随人的体质而异。

6. 卫气营血辨证

卫气营血辨证，由叶天士所创，主要适用于温热类温病。叶氏将温热类温病的传变概括为卫气营血四个阶段，根据不同传变阶段的临床特点、病机，提出了辨证规律及治则、治法、方药，形成了完整的卫气营血辨证论治体系。实则卫属气，营属血，温热治病的辨证体系，只有气与血耳。

7. 正局与变局

湿热类温病的辨证论治体系，是薛生白所创，薛氏将其概括为正局与变局。

正局：湿热证以脾胃为中心，外兼二经之表。二经之表：太阴之表四肢也；阳明之表肌肉也，胸中也。

变局：湿热证已然化热，少火皆成壮火，充斥上下表里内外，外兼少阳三焦，内兼厥阴风木，易见耳聋、干呕、发痉、发厥。

薛氏对湿热证，从病因与发病、临床表现与诊断、传变及治疗规律，提出了完整而系统的辨证论治体系，堪与叶氏的卫气营血辨证体系相媲美。

温病，分温热与湿热两类，叶氏创立了温热类温病的辨证论治体系，薛氏创立了湿热类温病的辨证论治体系。薛叶二人，共同构建了温病理论体系，创立了温病学，其功彪炳。至于三焦辨证，还形不成一个独立完整的辨证论治体系，理由详见拙著《平脉辨证温病求索》。

（二）虚实为纲

吾在临床辨证中，以虚实为纲，首分虚实。

1. 为什么以虚实为纲

阴阳为万物之纲，在辨证论治中，阴阳亦为纲中之纲。然阴阳辨证，虽高度概括，但也过于笼统。临床上辨明是阴证或阳证之后，还须进一步辨明其表里、寒热、虚实的属性，故不以其为纲。

寒热亦为八纲辨证之一纲，但寒热辨证，只适用有寒热之病证，若无寒热则不适用，应用面较局限，因而吾不以寒热为纲。

表里亦为八纲之一，主要作用是辨别病位，病在表还是在里。欲确定表证和里证的性质，还要结合虚实、寒热辨证。因其应用范围较局限，故不为纲。

八纲为一完整辨证体系，相互为用，相互补充，不可分割。但依其普适性、实用性，吾以虚实为纲，无论何病、何证，皆首分虚实。

人体的所有病证，无非是邪正的相互斗争，在不断的斗争中，产生邪正的进退、转化，从而决定病证的性质是虚、实，还是虚实相兼。

《素问·调经论》曰："百病之生，皆有虚实。"景岳独具慧眼，提出以虚实为纲。曰："千病万病不外虚实，治病之法无逾攻补。"分清虚实，就把握准了大方向，不会实其实、虚其虚。大方向对了，还要进一步细化，分清实者何者实，虚者何者虚，其病位、程度、兼证等，要一一辨明，才能丝丝入扣。

如发热，首先要分清是实热或虚热，然后再分实者何者实，虚者何者虚，以及病位、程度、兼夹。又如痛证，首先分辨实痛还是虚痛，然后再分孰实孰虚，以及病位、程度、兼夹。凡病，皆如此辨证，首分虚实。

2. 如何分虚实

病有虚证、实证，虚实可相兼，可转化，且虚实有真假，所以，临床上能正确区分虚实，绝非易事。为能正确辨识虚实，历代医家都进行了大量探讨，提出了许多判断虚实的指征或标准，我遵而行之，但还是难于把握，常犯虚虚实实之误。

如何分虚实？《灵枢·经脉》曰："其虚实也，以气口知之。"《灵枢·逆顺》云："脉之盛衰者，所以候气血之有余不足。"《难经·六十一难》谓："诊其寸口，视其虚实。"仲景提出诊脉之纲要，曰"脉当取太过与不及。"太过者实，不及者虚，脉实证实，脉虚证虚。景岳更明确提出："欲察虚实，无逾脉息。"

在长年临床的磕磕绊绊中，我逐渐体会到，虚实之辨首重于脉。脉诊判断虚实的关键，在于沉取之有力无力。沉取有力为实，沉取无力为虚。如《医宗金鉴》曰："三因百病之脉，不论阴阳浮沉迟数滑涩大小，凡有力皆为实，无力皆为虚。"《医家四要》云："浮沉迟数各有虚实，无力为虚，有力为实。"《脉学辑要》载："以脉来有力为阳证，脉来无力为阴证。"诸家虽明确指出，虚实之分在于脉的有力无力，但是未进一步明确脉之有力无力是浮取、中取，还是沉取。我强调的是沉取有力无力以分虚实，因沉为根，沉为本，故有力无力以沉候为准。

一般较典型的沉取有力无力尚好分，但有两种脉象却颇费踌躇，极易混淆。一种弦长实大搏指，已无和缓之象者极易误为实脉而泻之，实则为胃气败。真气外泄的大虚证，如真脏脉之如循刀刃、如弹石、如循薏苡子，皆为胃气败，真气外泄之脉象，法当急予扶正，潜敛浮越之真气。一种是邪气闭郁殊甚，脉沉细小涩迟，极似阴脉，然按之必有一种躁动不宁之象，此非虚脉，乃大实之脉，法当泻之。

五、动态地辨证论治

中医理论体系的特点之一是恒动观。宇宙间一切事物的发生、发展和变化，都是阴阳对立统一、运动变化的结果，"动而不已则变作矣。"人体的生理、病理，也是阴阳对立统一、运动变化的结果。在临床上，恒动观指导着辨证论治之始终。

疾病的性质、病位、程度、病势是不断变化的，这其中，有量变、也有质变。我们如何把握疾病的不断变化，《内经》提出的原则是："谨守病机。"而病机的把握关键在脉，以脉定性、定位、定量、定势，这四定，归结起来就是证。临床依证来定治则治法，再依治则治法定方药。仲景提出辨证论治大法为"观其脉证，知犯何逆，随证治之"。疾病的不断运动变化，如何把握呢，当然要辨其证，证明确了，方能立法、处方。可是证如何确立呢？当然要四诊合参，在中医理论指导下进行分析归纳，最终确定证。虽云四诊合参，但仲景着重点出的是观其脉证，把脉放在证的上面，这就突出了脉的重要性，是以脉定证，亦即"平脉辨证"，这与贯穿《伤寒论》全书的精神是一致的。

各脉不是孤立的、静止的，而是相互联系的，有着不断的运动、转化。脉的运动变化，反映了疾病的运动变化。有时脉象不一定能准确描述为何脉，但只要明于理而不拘于迹，就可活泼地看待诸脉，守绳墨而废绳墨，驾驭整个疾病进程及脉象的各种变化，随心所欲而不逾矩，达到出神入化的境地。

例如风温初起，脉可沉而数，可用升降散、银翘散之类。邪热进一步亢盛，激迫气血外涌，则脉由浮数变为洪数，可用白虎汤治之。若邪热亢盛而耗津伤气，则脉由洪数变为芤数，可用人参白虎汤。若津气被壮火严重耗伤，则脉由芤而转为虚大乃至散，可用生脉散。若正气浮越而脱，由阳证转为阴证，脉转为沉微欲绝，可用参附汤、四逆汤回阳救逆。若邪热由卫分逆传心包，脉见沉数细而躁急，当用清宫汤、安宫牛黄丸之类。若温病后期，邪退正衰，肝肾阴伤，脉转细数无力，可用加减复脉汤。若阴竭阳越，脉当浮大而虚，可用三甲复脉主之。

再如，邪气阻遏，气机郁滞，气血不能畅达以鼓荡血脉，随郁滞程度不同，脉可逐渐转沉、弦、迟、涩、细、短、结、伏乃至脉厥。这些脉象虽各不相同，但由于病机相同，可知上述诸脉是有机联系的，是一种病机动态发展的不同阶段、不同程度所出现的不同变化。这样，就可以将诸脉以一理而融会贯通，就可以守绳墨而废绳墨，辩证地、灵活地看待各种脉象，而不必机械地、刻板地死于句下。

秦伯未老师讲课时曾云，一个医生能守善变，是炉火纯青的境界。守得住，就是治病时一时未效，只要病机未变，就要守原法原方，不可见一时不效，就变法更方，转去转远。心无准的，导致茫然不知所措。善变，就是脉变、病机变了，就要据其所变，变法更方，不能囿于效不更方，而仍予前法前方治之，否则将功亏一篑。变与不变，皆依病机为转归，此即"谨守病机"之谓。

六、崇尚经方

经方，主要指《伤寒论》《金匮要略》之方，仲景以后的历代名家之方可称名方，而不属经方。

经方严谨而精炼，理奥而效奇，历经近两千年的临床实践检验，何止百亿、千亿、万亿次的应用，深得历代医家的称颂、推崇，至今仍光芒四射，被医界奉为圭臬魂宝，给人以无穷的启迪。

经方的掌握，自有一个完整的辨证论治体系，必须通晓这一体系，才能把握经方的应用。掌握经方，首先要钻研仲景的思辨方法。他以六经辨证为纲，糅合了八纲辨证、脏腑辨证、病因辨证、经络辨证，以脉诊为辨证之纲，平脉辨证。方依法立，法据证出，证由辨生。经方，是这一完整辨证论治体系的一个组成部分，而且位居其末。

如何掌握经方，这非一朝一夕之功，总的途径是熟读经典勤临床。伤寒论是在《内经》理论体系的基础上发展而来的，所以研读伤寒，要有《内经》《难经》的理论基础。对《伤寒论》《金匮要略》的钻研，以读原文为主，先是逐条读，搞懂每条的含义，再条文间前后联系，互相对比，搞清本证与变证及演变规律。继之，折开读，以病为纲，以条为目，弄清诸病的病机、演变规律、临床表现、诊断要点、治病大法及主方和变方。以证为纲，看每一种病的传变过程都出现哪些证，每一证的病机、病位、程度、病势特点及其治法、主方。以症为纲，看同一症都由哪些病机而引起，其治法与方药。以类方为纲，归纳类方的病机、应用之异同。以脉为纲，归纳各方证的脉象特点。以药为纲，归纳各药的配伍、用法、用量、服法。以诸可与不可为纲，从诸法与方的宜忌正反两方面总结其应用规律。以法为纲，统辖诸方，再以八纲归纳397法，使之纲举目张。拆分归纳，纵横捭阖，从不同角度，反复学习领悟，形成自己的见解，然后再参诸医家的观点。因经过了几年的刻苦学习，已形成了自己的主见，再参阅诸家注释时，就有了一定的分析批判能力，可择其善者而吸纳之。再进一步学习历代名家应用经方治疗的医案。医案融理论与实践为一炉，可从中学习名家如何辨证，如何运用经方，从中得到很多启悟。"与君一席谈，胜读十年书。"拜读名家注释与医案，就是聆听诸家教诲，岂不快哉。

有了刻苦钻研领悟，依然是纸上的东西，尚不能转化为自己的实践能力，所以必须在对经方的学习中，勤临证，在不断实践的磨砺中，善于总结正反两方面的经验，结合原文的学习，使临床中的成功与失败，升华到理论高度。从理论——实践——理论，不断往复，相互印证，认真思索、联想、总结、升华，达到纵横捭阖，融会贯通，就可以发皇古义，创立新说。这是继承发扬中医学的正确途径。同时，还应尽量借鉴现代医学的知识，以深化我们对中医经典的认识和鉴别能力。但在学习西医知识的过程中，切忌冲淡中医的思辨能力。张锡纯提出的衷中参西的指导思想，并不过时。当然，现代的衷中参西，已远不是张锡纯时的水平了，而是上升到了一个更高层次。

下面吾以寒凝所引起的冠心病心绞痛为例，谈经方的融会贯通。

冠心病心绞痛，主要临床表现为胸痛、憋气，可引发心梗、心衰、休克、肾衰、心律失常、室壁瘤、猝死等。急性心梗、心衰、休克、猝死等，在中医门诊很难遇见，主要是心绞痛、心律失常、陈旧心梗、慢性心衰、肾衰及心脏介入疗法后的再梗等。据其临床主要表现，归属中医胸痹或真心痛范畴。吾临床主要依据胸痛、憋气、心悸等症进行辨证。辨证时，参考西医的检查、诊断。

中医认为冠心病心绞痛病因甚多，可分邪犯或正虚两大类。从病位来分，可由心本身的邪犯、正虚而引发；亦可由其他脏腑的邪实或正虚，上干于心而引发。所以冠心病心绞痛病因甚多，涉及表里内外、五脏六腑，虚实寒热。

在引发冠心病心绞痛的诸多原因中，寒，是一重要且常见的因素。寒分虚实及虚实夹杂三大类，更有寒兼水饮、痰湿、瘀血、气滞、火热、肝风、阳越、阴亏、气虚、表证等。从病位来分，有寒犯于心者，有五脏之寒上扰于心者，纷纭繁杂。欲驾驭这纷乱多端的变化，必须在中医理论指导下，以脉为中心进行辨证论治。

桂枝汤为群方之首，亦为治冠心病的群方之首。心主血脉，营行脉中，卫行脉外。心主血脉不畅，必然影响心之功能，而呈现胸痛、胸闷、憋气、心悸等症。桂枝汤，由桂枝、芍药、甘草、生姜、大枣五药组成。桂枝甘草，辛甘化阳；芍药甘草、酸甘化阴；姜草枣益胃气，共成调和营卫、燮理阴阳之方。从阴阳角度来讲，所有病证，皆为阴阳不调，或为太过，或为不及。而桂枝汤调和阴阳，或侧重扶阳，或侧重益阴，或阴阳双补，因而演变出众多调理阴阳之方。《伤寒论》的113方，从一定意义上来说，都是桂枝汤法的衍生方，故桂枝汤为群方之首。

疾病初起的太阳表证阶段，大法是表实者麻黄汤，表虚者桂枝汤。而温病初起即但热不寒，已属阳明气分，不属太阳表证，故陆九芝称阳明为成温之渊薮，非清即下，非下即清。

桂枝汤证，乃太阳中风之主方。《伤寒论》第12条云："太阳中风，阳浮而阴弱。"脉位之阴阳有二说：一为浮为阳，沉为阴；一为寸为阳，尺为阴。此之阴阳，当指浮沉而言，轻取则浮，沉取则弱。脉以沉候为准，沉取有力为实，沉取无力为虚。据此脉，当知太阳中风，乃正虚而感受风邪之表证。《伤寒论》第42条云："太阳病，外证未解，脉浮弱者，当以汗解，宜桂枝汤。"脉浮弱，更明确指出桂枝汤证是正虚受风，即俗云之虚人外感。治当扶正祛邪，故方以桂枝、芍药、甘草轻补阴阳；以草、姜、枣益胃气，助正气以祛邪；更益以啜热稀粥、温覆、连续服药之辅汗三法，共奏扶正祛邪之功。

桂枝汤不仅用于表证之正虚外感，即使里证之阴阳虚者，桂枝汤亦广泛应用。《金匮要略》虚劳中共八方，其中四首皆为桂枝汤的衍生方，可见其应用之广。

桂枝汤虽调和营卫、燮理阴阳，可是与冠心病心绞痛又有何关联呢？桂枝甘草振奋心阳，芍药甘草补益心阴，故冠心病中亦广泛应用。如《伤寒论》第15条云："太阳病，下之后，其气上冲者，可予桂枝汤。"其气上冲，可有二解：一是虽经误下，正气未虚，正气仍可外出与邪相争；二是下后正虚，厥气上冲，桂枝汤可扶正降冲。厥气上冲凌于心，则可见胸痛、憋气、心悸等冠心病心绞痛的症状。若冲气进一步加重者，如《伤寒论》第117条云："必发奔豚，气从少腹上冲心者"，与桂枝加桂汤，以伐冲气。

英语中有词根，加上前置后缀，就衍生出丰富的词汇。桂枝汤中的桂枝甘草与芍药甘草可看成是两个方根。桂枝甘草汤加味，就衍生出许多温阳的方子；芍药甘草汤加味，就衍生出许多益阴的方子。

麻黄汤，是由桂枝甘草加麻黄杏仁组成。《伤寒论》第36条云："喘而胸满者，不可下，麻黄汤主之。"喘而胸满，寒束于肺者可见，寒袭心痹者亦可见。若冠心病是喘而胸满，属寒邪痹阻心脉者，即可用麻黄汤发汗散寒而治之。汗法乃治冠心病的一大法门。他如麻黄汤的衍生方，如小青龙汤及小青龙的五个加减方、射干麻黄汤、厚朴麻黄汤、麻黄半夏丸等，皆可酌而用之。

葛根汤，由桂枝汤加葛根、麻黄组成，治"气上冲胸"。气上冲胸，则胸痛、胸闷等症即见。所以冠心病寒痹心脉兼项背经输不利而见背寒、痛、沉、强几几者，葛根汤即可用之。若津少营卫之行不利者，则予瓜蒌桂枝汤，益津调营卫而通心脉。

心阳虚之轻者，予桂枝甘草汤。《伤寒论》第 64 条云："发汗过多，其人叉手自冒心，心下悸，欲得按者，桂枝甘草汤主之。"此与冠心病的临床表现颇符，桂枝甘草振奋心阳、温通心脉，故治之。当心阳不振心神不宁而烦躁者，予桂枝甘草加龙骨牡蛎汤主之。

桂枝去芍药汤，主"太阳病，下之后，脉促胸满者"。太阳病误下，正虚邪陷，而现脉促胸满之症。脉促有二解：一为脉急促、薄急之意，即"脉数急为传也"；一为心阳不振，脉行无力而数中一止者。脉有歇止，见于心律不齐；胸满者，乃胸中满闷憋气，冠心病者多有之。桂枝去芍药，即桂枝汤去其阴柔酸敛性寒的一面，增其温振心阳的作用，此与桂枝甘草汤相仿。若阳虚再重一些，除脉促胸满之外，更增微恶寒者，则取桂枝去芍药加附子汤，以增温复心阳之力。若阴阳皆虚、精气不固者，予桂枝加龙骨牡蛎汤主之。此方治虚劳失精亡血，虽未描述类于冠心病的症状表现，但虚劳至极，已然失精亡血，焉能心完好无损？故此方于冠心病阴阳两虚者亦用之。若阳虚偏重且内生痰饮，见悸狂、卧起不安者，则取桂枝去芍药加蜀漆龙骨牡蛎汤主之。若"太阳病发汗，遂漏不止，其人恶风，小便难，四肢微急，难以屈伸者，桂枝加附子汤主之"。此过汗伤阳，筋脉失于温煦而拘急，致四肢难以屈伸。肢体之筋脉伤阳可拘，心之脉伤阳当亦可拘。心脉拘，则冠心病的胸痛、憋气、心悸诸症皆可见。

三附子汤，主症皆为寒湿痹阻肢体而痛烦。痹于肢体者，固可身体痛烦；若痹于心脉者，亦可胸闷胸痛，出现冠心病之表现，故三附子汤皆可酌而用于冠心病。

寒痹心脉痛剧者，"心痛彻背，背痛彻心，乌头赤石脂丸主之。"乌头赤石脂丸可治冠心病心绞痛之剧者，其他乌头剂可否用于心绞痛？当亦可。抵当乌头桂枝汤，乃桂枝汤加乌头，桂枝汤即可温通心脉，更加乌头之散寒止痛，故冠心病心绞痛之属寒者，此方照样可用。大乌头煎治"寒疝绕脐痛"，若寒在心而心疝胸痛者，当亦可用。赤丸主"寒气厥逆"，若寒气逆于心而胸痛者，赤丸亦可用之。乌头汤主"病历节不可屈伸，疼痛"，用之于冠心病心绞痛，其理同桂枝加附子汤、三附子汤。据此，仲景之五乌头剂，皆可酌而用之于冠心病心绞痛。

其他脏腑阳虚阴寒盛，上干于心则胸痹而痛。人参汤治"胸痹，心中痞气，气结在胸，胸满胁下逆抢心。"大建中汤治中寒，阴寒上逆而"心胸中大寒痛"。桂枝人参汤治脾阳虚而兼表之"心下痞硬"，无表亦可用。桂枝新加汤，黄芪桂枝五物汤、桂枝加黄芪汤等，皆桂枝汤之衍生方，故皆可酌而用之于冠心病心绞痛。

心脾阳虚不能制下，水饮上泛干于心而冠心病心绞痛者，苓桂术甘汤剂皆可酌而用之。肾阳虚，阴寒夹饮上凌于心者真武汤主之，他如干姜附子汤、四逆汤、附子汤、通脉四逆、茯苓四逆、薏苡附子散、附子粳米汤、四逆加人参汤、白通汤、血通加猪胆汁汤等方，皆可酌而用之。李可之破格救心汤，即由四逆汤衍化而来。

阳虚而兼寒者：麻黄附子细辛汤，治太少两感。阳虚而寒袭太阳者可用；阳虚而寒邪直入少阴，症见胸痛胸闷者，此方亦可用。若无客寒外袭，纯为少阴阳虚而阴寒凝痹心脉者，麻黄附子细辛汤亦可用。此时之麻黄不在于发汗，而在于振奋、鼓荡阳气；细辛启肾阳；合附子温阳，共奏温阳解寒凝之功。阳虚阴盛重者，可予桂甘姜枣麻辛附汤，旋转一身之大气。此大气，乃人身之阳，犹天上之一轮红日，离照当空，阴霾自散。桂甘姜枣麻辛附汤，实由麻黄附子细辛汤与桂枝去芍药汤组成，用于阳衰阴霾蔽塞之证，故冠心病心绞痛可用，即使心衰者亦可用。

阳虚阴盛之冠心病心绞痛，尚可见诸多兼证。阳虚血弱者，可予当归四逆汤、当归四逆加吴茱萸生姜汤。阴阳两虚者，予芍药甘草附子汤。营卫两虚而阴虚重者，予桂枝加芍药汤，或小建中汤主之。营卫两虚而偏气虚者，予黄芪桂枝五物汤、桂枝加黄芪汤主之。气阴两虚者，炙甘草汤主之。

若阴虚者，当用芍药甘草汤。芍药甘草汤治脚挛急。足之挛，必筋拘而挛急。筋之柔，必气以煦之，血以濡之。今阴血虚，筋失柔而拘，致脚挛急。脚挛急，仅举例而已，阴血虚者，表里上下、内外脏腑之筋脉皆可拘，而表现为痉、为拘挛转筋、瘛疭搐搦等。若心脉拘，则表现为胸痛、心悸，此方即可用。阴虚兼气虚者，炙甘草汤主之。后世之生脉饮、加减复脉汤、三甲复脉诸方，皆由炙甘草汤化裁而来，皆可用之于冠心病。

以上所例举诸方亦未必全面，仅限于寒痹心脉引发冠心病心绞痛者。当然，寒，包括客寒及阳虚阴盛的虚实两类。上述诸方证或有与冠心病心绞痛相关的症状，或无与其相关的症状，但病机相通，可推而知之。读经典，当有处求之，无处求之，不可呆读、死读，囿于句下。领会了仲景的辨证思维方法，诸方自可融会贯通，守绳墨而废绳墨，用于治疗冠心病，可随手拈来，随心所欲不逾矩，达到出神入化的境地。

辨证论治的全部思辨过程，都是在中医理论指导下进行的，脱离了中医理论体系，辨证论治就无从谈起。对西医的诊治，应积极参考，但切忌以西医理论来取代中医的辨证论治，那样只能走向学术异化的歧途。

以上六点，乃吾辨证论治的方法。或有偏颇谬误，以俟明者。

第二章
仲景脉学求索

前　言

仲景之前的医学状态，据《汉书·艺文志》载：医经7家，216卷；经方11家，274卷。医经构建了中医理论体系，基本形式是论文汇编。经方收集了秦汉以前的大量方剂，基本停留在经验方水平。医经与经方处于理论与实践分离状态。这些几千年积累下来的宝贵理论和实践经验，亟须创建一使理论与实践融为一体的新理论体系。仲景以超人的勇气和智慧，完成了这一历史重任，创立了六经辨证论治体系，使理论与实践紧密融为一体，这是彪炳千秋万代的伟业。

所谓"溯本求源"，本在何处，源在何方？

其本源就是仲景的辨证论治体系。

仲景把外感内伤糅在一起，从中提炼出它们的共同规律，名之曰《伤寒杂病论》。外感内伤，病有千万，纷纭繁杂，恰似一大堆乱麻，欲从中提炼出一个规律性东西，以驾驭这万千疾病，真比登天还难。

仲景是如何创立这一辨证论治体系的？必然有一个全局的设计与布局。

首先，仲景详加分类。一级分类：把所有疾病分为阴阳两类。二级分类：阴阳各有多寡进退，故又把阴阳各分为三，形成三阳三阴病。三级分类：三阴三阳之中，又有表里、寒热虚实之变，如太阳病又有中风、伤寒、温病之三纲鼎立。四级分类，各病又有兼证、传变、类证等无穷变化，因而又有诸多证的分级。如桂枝汤证、桂枝去芍药汤证、桂枝加附子汤证等。分到何时为止呢？直到分清每个病人的证为止。这种根据不同质进行分类，就便于提纲挈领，驾驭全部疾病。仲景的这种分类方法，体现在《伤寒论》的篇目划分、每条的命名及排列次序上，故对仲景分类法应很好加以研究。

分类的主要依据是什么？是脉。仲景把脉学引进辨证论治体系中，就给这一体系注入了灵魂。使这一体系有别于其他各种只罗列一些症状、呆板的、没有灵气的其他辨治体系。所以，对仲景脉学的求索，就是打开仲景神圣殿堂的钥匙，这正是溯本求源登堂入室的钥匙。

关于《伤寒论》中的"辨脉法"与"平脉法"究竟何人所著，聚讼不已，本书对此不加考辨，重在探求其脉学价值，姑录之。

李士懋　田淑霄

2013 年 1 月 30 日

于相濡斋

第一节 《辨脉法》求索

本篇阐述了辨别脉象之大法，脉分阴阳，以为诸脉之纲。继列浮沉促结等各脉之脉象与主病，并以寸口与趺阳相互对比，体现了"握手必及足的诊脉方法"。

一、[原文] 脉有阴阳者，何谓也？答曰：凡脉大浮数动滑，此名阳也；脉沉涩弱弦微，此名阴也。

[按] 首先仲景将外感内伤百病揉在了一起，以《内经》阴阳理论统之，将所有病分阴阳两类，曰阴病、阳病。如《金匮要略》有阳病十八，阴病十八，五脏各有十八，合为九十病，此即以阴阳统辖诸病。

病之阴阳，以脉别之，故脉亦分阴阳，以阴阳为纲，统辖诸脉，故开篇即言脉之阴阳，将阴阳之脉分为十纲。

自古关于脉纲的分法并不统一。《内经》曰："善诊者，察色按脉，先别阴阳。"此言脉以阴阳为纲，又曰："脉有阴阳，去者为阴，至者为阳；静者为阴，动者为阳；迟者为阴，数者为阳。"此以来去、动静、迟数分阴阳。《脉经》以大浮数动长滑为阳脉，以沉涩弱短弦微为阴脉。后世以浮沉、迟数为纲，或以浮沉迟数、虚实滑数为纲。独仲景提出"脉当取太过与不及"。这是诊脉之纲领。太过者实也，不及者虚也，此即以虚实为脉纲。景岳遵仲景之旨，亦以虚实为纲，曰："千病万病不外虚实，治病之法无逾攻补；欲察虚实，无逾脉息。诸脉中亦皆有虚实之变耳。"

吾临证，即以虚实为纲。凡沉取有力者为实，沉取无力为虚，各脉皆有虚实之分。

以虚实为纲，来分析本条所列的十纲脉，就难以区别其阴阳属性。如数脉，就具有阴阳两重属性，数而有力者，主热盛，属阳，当予凉泻；数而无力者，主虚、主寒，当予温补，属阴，其他十纲脉亦皆如此。所以十纲脉的阴阳属性划分，是不够准确的。

二、[原文] 凡阴病见阳脉者生，阳病见阴脉者死。

[按] ①所谓阳病，是指表、实、热之病；所谓阴病，是指里、虚、寒之病。所谓阳脉是指大浮数动滑；所谓阴脉，是指沉涩弱弦微。

②"凡阴病见阳脉者生，阳病见阴脉者死"，此言失之笼统，尚须仔细分辨。里虚寒者，病情渐见好转，脉由阴脉渐见浮大动数滑，是阳气来复之象，主生。若里虚寒证并无好转，而脉见浮大动数滑，是虚阳浮越，真气将脱之候，主逆，主凶，甚至死亡。若能采取正确、积极的治疗措施，多可挽救，非必定死。死生的判断有两条标准：一是正体病情的好转；二是脉渐由阴转阳，此乃转吉之象，主生。

表实热者，往往因邪气阻遏，反见沉迟细涩厥之阴脉，却未必死。如《伤寒论》208条："阳明病脉迟……大承气汤主之。"《温病条辨·卷二》六条："阳明温病……脉沉伏，或并脉亦厥……大承气汤主之。"此虽阳证，见迟、厥等阴脉，却非死证，仍以大承气汤攻之。凡阳证由阴脉渐转阳者，亦邪遏渐减，邪退正复之兆，主生。

三、[原文] 问曰：脉有阳结、阴结者，何以别之？答曰：

其脉浮而数，能食，不大便者，此为实，名曰阳结也，期十七日当剧。其脉沉而迟，不能食，身体重，大便反硬，名曰阴结也，期十四日当剧。

[按] 何谓结？结有郁结、坚固之意。

结有三种解读，一是指脉而言，浮数为阳结脉，沉迟为阴结脉。二是指症状，指便结而言。便结有阴阳之分，阳结者，热与糟粕、与水、与血相结而能食、不大便；阴结者，当分虚实两类，客寒凝结于里，脉沉迟有力；阳虚阴盛，阴寒凝结者，脉当沉迟无力；阴盛阳气不运而不能食、身体重、大便反硬。从文义来看，大便反硬之后，应有"此为虚"三字。故阴结者，当为阳虚阴盛而结。三是脉症合看，阳结者既有脉浮数，又有能食、不大便，属实证；阴结者，既有脉沉迟，又有不能食、身体重、大便反硬。何者当是？当以脉症合看为是。何以见得？从仲景《伤寒论》《金匮要略》诸条所述可知。

（一）浮数脉，见于下列诸条：

《伤寒论》第49条："脉浮数者，法当汗出而愈。"

《伤寒论》第52条："脉浮而数者，可发汗，宜麻黄汤。"

《伤寒论》第57条："伤寒发汗已解，半日许复烦，脉浮数者，可更发汗，宜桂枝汤。"

以上三条之浮数，皆指表热而言。

《伤寒论》第257条："病人无表里证，发热七八日，虽脉浮数者，可下之。假令已下，脉数不解，合热则消谷善饥，至六七日，不大便者，有瘀血，宜抵当汤。"此太阳热邪入腑，与血相结者。

《伤寒论》第363条："下利，寸脉反浮数，尺中自涩者，必清脓血。"此热盛伤阴，腐败气血，而便脓血者。

《金匮要略·第十八》:"诸浮数脉,应当发热,而反洒淅恶寒,若有痛处,当发其痈。"此热盛为痈者。

从上述所引诸条来看,浮数之脉都主热盛,或为表热,或热与水相结,或热与血相结,或热邪腐败气血而下利脓血,或为痈,这些都应属阳结的范畴。而本条所指的阳结,是脉浮数,且见能食、不大便者,当属表热未解,而热入里;或表热已解,热已入里,或里热外淫,亦可热盛则消谷善饥,热与糟粕相结而不大便,表热未解而脉浮数。

(二)《伤寒论》《金匮要略》言脉沉迟者,见于下述诸条:

《伤寒论》第62条:"发汗后,身疼痛,脉沉迟者,桂枝新加汤主之。"此下后表未解而正已虚。

《伤寒论》第357条:"伤寒七日,大下后,寸脉沉而迟,手足厥逆,下部脉不至,喉咽不利,唾脓血,泄利不止者,为难治,麻黄升麻汤主之。"此太阳误下后,阴阳两虚且表不解,热陷于内,症情复杂。此沉迟,乃阳郁所致。

《伤寒论》第366条:"下利脉沉而迟,其人面少赤,身有微热,下利清谷者,必郁冒,汗出而解,病人必微厥。所以然者,其面戴阳,下虚故也。"此阳衰之戴阳证,脉当沉迟无力,寸浮虚。

《金匮要略·第二》:"太阳病,其症备,身体强几几,然脉反沉迟,此为痉,瓜蒌桂枝汤主之。"此风淫于外,而津伤于内。

《金匮要略·第六》:"脉沉小迟,名脱气,其人疾行则喘喝,手足逆寒,腹满,甚则溏泄,食不消化也。"此阴盛阳衰之脉。

《金匮要略·第十四》:"正水其脉沉迟,外证自喘。石水其脉自沉,外证腹满不喘。黄汗其脉沉迟,身发热,胸满,四肢头面肿。"师曰:"寸口脉沉而迟,沉则为水,迟则为寒",此皆寒水在里而脉沉迟，此沉迟，沉取有力者为邪遏，沉取无力者为正虚。

由上述沉迟诸条可见，沉迟脉，若沉取无力者为正虚；若沉取有力者为邪遏。其邪，可为寒、水湿痰饮、瘀血、气结，亦可为火热内郁，当结合其他三诊，全面分析。

至于本条所言之"其脉沉而迟，不能食，身体重，大便反硬，名曰阴结者"，亦有虚实寒热及气血痰瘀之别，重在沉取之有力无力，以分虚实。

四、[原文]问曰：病有洒淅恶寒而发热者何？答曰：阴脉不足，阳往从之；阳脉不足，阴往乘之。曰：何谓阳不足？答曰：假令寸口脉微，名曰阳不足，阴气上入阳中，则洒淅恶寒也。曰：何谓阴不足？答曰：尺脉弱，名曰阴不足，阳气下陷入阴中，则发热也。

[按] 这条解释是错误的。

"洒淅恶寒而发热"，是指恶寒发热并见，这是太阳表证的特点。太阳表证分两大类，一是太阳伤寒表实的麻黄汤证，一是太阳中风表虚的桂枝汤证，二者一虚一实。

麻黄汤证之恶寒发热，是由于寒客于表而恶寒，卫阳被郁而发热，致寒热并作。

桂枝汤证的本质是虚人外感，营卫俱虚而感风邪，而不是什么卫强营弱。果为卫强，何以还用桂枝、甘草？辛甘化阳以助阳，岂不犯实实之戒乎？营卫弱而受风邪，风为阳邪，而发热，腠理不固而自汗恶风。

太阳表证的寒热并作，不能以阳弱阴乘、阴弱阳陷来解释。阴乘阳陷是来解释杂病中之恶寒或发热者。

脉之阴阳有二解，一是浮为阳，沉为阴；一是寸为阳，尺为阴。本条之阴阳，明确指寸尺而言，寸为阳，尺为阴。杂病中阳虚阴乘者，即阳虚阴盛，乃少阴、太阴证，阳虚阴盛故恶寒。

若尺弱而发热者，可见两种情况：一是阳虚，虚阳浮越而热，此即真寒假热。一是阴虚而热，然阴虚而热者，又分两种：一是阴虚热陷营血，呈温病之营分证、血分证；一是阴虚不能制阳，阳浮而热。

所以，此条以阳陷阴乘来解释太阳表证之寒热并见是欠妥的。

五、[**原文**] 阳脉浮（一作微），阴脉弱者，则血虚，血虚则筋急也。其脉沉者，荣气微也。其脉浮而汗出如流珠者，卫气衰也。荣气微者，加烧针，则血留不行，更发热而躁烦也。

[**按**] ①血虚而脉见阳浮阴弱，桂枝汤证即阳浮而阴弱。此处之阴阳，当为浮为阳，沉为阴，即举之有余、按之不足之象，主营卫两虚而外受风邪，而非寸为阳尺为阴。若内伤杂病而见阳浮阴弱者，乃血虚气浮，故阳脉浮而非微。血主濡之，血虚筋失柔而筋急。

②"其脉沉者，荣气微也。"脉沉，原因甚多，可分虚实两大类：邪阻，气血不得外达而脉沉，当沉而有力，属实；正虚，气血无力外达而脉沉，则沉而无力，属虚。正虚而脉沉者，又有阴阳气血虚实之别。至于荣气微者，脉当沉细或沉细涩。

③"脉浮而汗出如流珠者，卫气衰也。"卫属阳，阳衰，虚阳外越而脉浮，其脉当浮大而虚。阳虚不固，汗泄如珠，此脱汗也。

④ "荣气微者加烧针"，此火逆。荣虚不守而阳浮，烧针更耗阴血，血枯，留而不行；动其浮阳，则阳越而更发热；荣血耗，神不守，致躁烦也。

六、[原文] 脉蔼蔼如车盖者，名曰阳结也。（一云秋脉）

[按] 蔼蔼，盛大貌。如华盖阳盛也。阳盛浮大而蔼蔼，乃阳盛未结。若阳结，闭郁于内，脉当沉细涩迟厥而躁动不宁。此非秋脉，乃夏脉。

七、[原文] 脉累累循长竿者，名阴结也。（一云夏脉）

[按] 累累，强直而连连不断。如循长竿，乃肝木亢盛之脉，可见肝亢，本虚标实，肝气结，肝气逆等。

前有"脉沉而迟，不能食，身体重，大便反硬，名曰阴结也"，此为阳虚而结。而本条之阴结，若指大便者，乃肝郁不疏、腑气不通所致。如循长竿乃肝脉，主春，而非夏脉。

八、[原文] 脉瞥瞥如羹上肥者，阳气微也。

[按] 瞥瞥乃虚浮貌，此散脉，阳浮散也。

九、[原文] 脉萦萦如蜘蛛丝者，阳气衰也。（一云阴气）

[按] 萦萦，纤细貌。当脉细而无力：浮者微脉，阳浮；沉者弱脉，阳微。细而有力者，为邪郁或阴血虚，非阳衰。

十、[原文] 脉绵绵如泻漆之绝者，亡其血也。

[按] 绝，落也。泻漆之绝，如屋漏，正气衰。

解为漆滴，前大后小，没这种脉，脉每次搏动，如何能诊得前大后小？

十一、[原文] 脉来缓，时一止复来者，名曰结。脉来数，时一止复来者，名曰促。阳盛则促，阴盛则结，此皆病脉。

[按] 数而有力时一止，阳盛；

数而无力时一止，阳气衰；

缓而一止有力，邪阻；

缓而无力一止，正衰。

促结，或邪阻，或正衰，以沉取有力无力分之。

十二、[原文] 阴阳相搏名曰动，阳动则汗出，阴动则发热。形冷恶寒者，此三焦伤也。若数脉见于关上，上下无头尾，如豆大，厥厥动摇者，名曰动也。

[按] 此言动脉之形、机理、主症。

①何谓动脉，曰："数脉见于关上，上下无头尾，如豆大，厥厥动摇者，名曰动也。"

动脉的形状，就是"上下无头尾，如豆大，厥厥动摇者。"其至数未必数；其部位，不仅见于关上，寸尺皆可见，甚至寸动较关动更多见。

②动脉之脉理：动脉是阳搏于阴而形成的。阳盛搏阴而脉动，此为实，当按之有力。阴虚阳亢，阳搏于阴而脉动，此为虚，当沉取无力。

有没有阴搏于阳而成动脉者？无。首先须明确，这里所指的阴，是指邪气而言。若指正气，则谬，正气愈充盛愈好，何来阴精搏阳而脉动！所以，此处所言之阴，乃指邪气无疑。

所谓阴邪当指寒与湿。阴邪搏阳，可闭阻阳气而脉拘紧；

阴邪伤阳可见阳虚寒束之脉，弦紧而减，不会出现动脉。阴阳者，动者为阳，静者为阴。动脉乃阳脉，是由于阳盛或阴虚阳盛而成。所以，不存在阴盛搏阳而脉动者。

③动脉之病：动脉因阳邪亢盛者，可迫津外泄而为汗；阴虚阳盛者，而为阴虚之虚热。

除汗热外，动可主痛，痛乃不通，邪阻经脉，气血奋与搏击，激起波澜而脉动。动亦主惊，惊则气乱，气血妄动，脉亦动。

《内经》："阴虚阳搏谓之崩"，此阴虚阳亢而搏阴，女子血海不宁而为崩，男子精室不藏而亡精。

④"形冷恶寒者，此三焦伤也。"

形冷恶寒，乃阳失温煦所致。阳失温煦，不外两类原因：一是阳气并不虚，但阳气敷布的道路被阻塞，因而失却阳之温煦，此为实。阻塞阳气敷布的邪气，包括六淫、七情、气血痰食等。二是阳气虚馁，无力温煦。

阳气的产生，根于先天，生成于后天，五脏六腑皆参与。阳气的敷布，赖三焦的通调。"三焦者，原气之别使也，主通行三气。"三焦伤，阳不得升降出入，亦可形成"形冷恶寒者。"

阳郁而见形冷恶寒者，其脉当弦紧，阳郁于内而兼数，成弦紧而数之脉，鲜有动者。

若阳虚而见形冷恶寒者，脉当微细无力。若阴盛格阳，虚阳上浮者，可见寸动，然按之必虚，当引火归原。

十三、[原文] 阳脉浮大而濡，阴脉浮大而濡，阴脉与阳脉同等者，名曰缓也。

[按] 缓脉之象，当不浮不沉，不大不小，不疾不徐，不

亢不弱，三部等同，往来均匀，悠悠扬扬，如轻风拂柳，轻舒摇曳。

缓脉非浮大，虽有柔软之象，亦非水中浮绵之细小而软。后世医家皆以"四至为缓"。余以为不尽然。缓脉重在脉象，而不重在至数，即使稍快或稍慢，其象轻舒和缓，即为缓脉。若失从容之象，纵然四至，亦非缓脉。

十四、[原文] 脉浮而紧者，名曰弦也。弦者，状如弓弦，按之不移也。脉紧者，如转索无常也。

[按] 弦脉之象，状如弓弦，诚是，非必浮，浮中沉皆可见。紧如转索，诚是。紧可兼弦象，但弦无转索之状。

十五、[原文] "脉弦而大，弦则为减，大则为芤，减则为寒，芤则为虚，虚寒相搏，此名为革，妇人则半产漏下，男子则亡血失精。"

[按] 此条见于《金匮要略·血痹虚劳病脉证并治》篇。本条所言之革脉脉形与主病，与仲景及后世医家所言一致。

革脉乃弦芤相合之脉，中空外急，浮取弦大有力，如按鼓皮，沉取则豁然中空。

革脉何以中空？乃阴血不足，血脉失充，脉中无物，故而按之空。

革脉何以外急？乃血虚不能内守，阳气奔越于外，搏击血脉，脉乃浮大而绷急。气越的原因，包括血虚、气虚、阳虚、阴虚四类。

血虚，气无所恋而浮越，搏击于外而为革。气虚，不能固于其位，浮越于外而为革。阳虚，阴寒内盛，格阳于外，搏击血脉而为革。阴虚不能内守，阳浮于外脉亦革。

造成革脉的这四类原因，其实仲景早已阐明。《金匮要略·惊悸吐衄下血胸满瘀血病脉证治》篇曰："虚寒相搏，此名为革，妇人则半产漏下，男子则亡血失精。"虚寒，即指阳虚而生内寒；亡血，即阴血亡矣，皆可致革。《诊家枢要》云："革，气血虚空。"《脉确》曰："主阴虚失血。"

十六、[原文] 问曰：病有战而汗出因得解者，何也？答曰，脉浮而紧。按之反芤，此为本虚，故当战而汗出也。其人本虚，是以发战，以脉浮，故当汗出而解。

[按] ①此言战汗。

何谓战汗？先战而后汗者，称之为战汗。

战汗有虚实之别。实者，邪气阻隔，正气不得外达以驱邪外出，待溃其邪气，表里通达，正气奋与邪争而为战汗。如达原饮证，溃其募原之伏邪，表里之气通达，则奋与邪争而战汗。又如阳明腑实，正气闭郁，待通下腑实，正气得以通达，奋与邪争，亦可战汗，通腑亦益胃气。

正虚而邪稽留不解者，待正气蓄而强，则正气奋与邪争，亦可战汗而解。扶正之法，或滋阴，或温阳，或糜粥益胃气，皆可使正强而与邪争。小柴胡汤证之蒸蒸而振，即扶正祛邪之战汗轻者。重者可寒战、肢厥、脉伏，战后汗出乃解。凡扶正或祛邪，战汗乃解者，皆为战汗。

②本条所言之战汗，属本虚而战者。脉浮而紧，乃寒袭肌表；按之反芤者，乃正虚。法当扶正，或静养，待正蓄而强，奋与邪争，战汗乃解。

③"以脉浮，故当汗出而解"。战汗有虚实之分，非必脉

浮。浮脉主表，亦主内伤，又非皆宜汗解。

十七、[原文] 若脉浮而数，按之不芤，此人本不虚，若欲自解，但汗出耳，不发战也。

[**按**] 战汗是汗解的一种特殊形式，战与不战，取决于正邪相争程度，轻者汗解，剧者战汗。正气虚，蓄而强者，可奋与邪争而战；正本不虚，邪正剧争者亦可战，故有"温病解之以战"。

十八、[原文] 问曰，病有不战而汗出解者，何也？答曰：脉大而浮数，故知不战汗出而解也。

[**按**] 脉大而浮数，乃邪在表，且有外达之势，因势利导，汗出驱之，故不战而解。若邪气闭痼难驱，则须邪正剧争，故为战汗。

汗解，非必发汗剂，广义汗法，是指用汗吐下温清补和消八法，令阴阳调和，皆可使正汗出。

十九、[原文] 问曰：病有不战、不汗出而解者，何也？答曰：其脉自微，此以曾发汗，若吐、若下、若亡血，以内无津液。此阴阳自和，必自愈，故不战、不汗出而解也。

[**按**] 本条与《伤寒论》第58条类似，曰："凡病若发汗、若吐、若下、或亡血、亡津液，阴阳自和者，必自愈。"仲景这段经文，示诸病痊愈的机理，即阴阳自和。凡病皆阴阳不和，凡愈皆阴阳调和。欲使阴阳调和，或治疗，或静心自养，非必战汗而解。

汗乃八法之一，战汗又为汗法的一种特殊形式，只有邪正剧争时方可战。此邪，当指外感六淫之邪。伤寒邪在表者可汗，寒客于里者亦可汗，此汗，乃狭义汗法；温病忌汗，又最喜汗解，此乃广义汗法。汗法，其意深矣。

二十、[原文] 问曰：伤寒三日，脉浮数而微，病人身凉和者，何也？答曰：此为欲解也，解以夜半。脉浮而解者，濈然汗出也。脉数而解者，必能食也。脉微而解者，必大汗出也。

[按] ①伤寒三日，三阳尽，三阴当受邪。若身凉且脉微，乃邪退正尚未复，故为欲解。虽脉尚浮数，然已微，示正虚未复，此数乃因虚而数，此浮亦因虚而浮。解以夜半者，乃阳升之时，得时令之助而正强，濈然汗出，邪随汗解。

②"脉微而解者，必大汗出也。"非也。仲景于桂枝汤将息法中明确指出："遍身漐漐，微似有汗者益佳，不可令如水流漓，病必不除。"仲景所言者，即正汗的标准。

脉微，乃阳气虚，当温阳益气，阳复而愈，非必汗出。若以汗法强发其汗，必大汗出而亡阳，岂能解乎？

③"脉数而解者，必能食也。"乃邪去胃气复。然初愈，不可过食，防食复，宜糜粥将养，"禁生冷黏滑肉面五辛酒酪臭恶等物。"

二十一、[原文] 问曰：脉病欲知愈未愈者，何以别之？答曰：寸口、关上、尺中三处，大小浮沉迟数同等，虽有寒热不解者，此阴阳为和平，虽剧当愈。

[按] 此以脉诊判断病势。病欲愈还是未愈，何以别之？只要寸关尺三处，大小浮沉迟数等同，即为阴阳和，病当愈，否

则病当剧。《脉经》亦有此语，曰："寸关尺，大小迟疾浮沉同等，虽有寒热不解者，此脉阴阳为平复，当自愈。"

此言不确。脉阴阳俱紧者，皆当愈乎？脉阴阳俱浮者，皆当愈乎？三部俱大、俱微细欲绝者，皆当愈乎？

以脉判断病势者，《伤寒论》《金匮要略》比比皆是，但根本的脉为静。"脉若静者，为不传；若数急者，为传也。"静，即和缓之象，缓即有胃气，邪退正复之征，故脉贵和缓。

二十二、[原文] 师曰：立夏得洪（一作浮）大脉是其本位，其人病身体若疼重者，须发其汗。若明日身不疼不重者，不须发汗。若汗濈濈自出者，明日便解矣。何以言之？立夏脉洪大，是其时脉，故使然也。四时仿此。

[按] ①人与四时相应，四时之变动，春夏秋冬，寒暑之更迭，阴阳有进退盛衰之变动，故人身之阴阳气血应四时，脉有春弦、夏钩、秋毛、冬石之别。立夏阳盛，故脉洪大，钩即洪也。

②其人立夏之后，患身体若疼重，其脉洪大者，乃暑湿伤于肌表，故须发汗。可参薛生白《湿热病篇》之湿热在表之证治。若得濈濈汗出，则表邪当解，身疼重除矣。

二十三、[原文] 问曰：凡病欲知何时得，何时愈。答曰：假令夜半得病者，明日日中愈；日中得病者，夜半愈。何以言之？日中得病，夜半愈者，以阳得阴则解也；夜半得病，明日日中愈者，以阴得阳则解也。

[按] 此言得病与病愈之时，与昼夜阴阳进退盛衰的关系。此条可参，不可刻板，夜半病者，未必日中而愈，仍当以观其脉证，随证治之。

二十四、[原文]寸口脉浮为在表，沉为在里，数为在腑，迟为在脏，假令脉迟，此为在脏也。

[按]此言不可作为定论，浮主表，亦主里；沉主里，亦主表；数在腑，亦在脏；迟在脏，亦在腑，具体病，还得具体分析，四诊合参，以脉为重。

二十五、[原文]趺阳脉浮而涩，少阴脉如经者，其病在脾，法当下利，何以知之？若脉浮大者，气实血虚也。今趺阳脉浮而涩，故知脾气不足，胃气虚也。以少阴脉弦，而浮（一作沉）才见，此为调脉，故称如经也。若反滑而数者，故知当屎脓也。（《玉函》作溺）。

[按]①趺阳为胃脉，太溪为少阴脉。胃脉，涵盖脾胃之功能，为后天之本。趺阳脉浮而涩，知为脾气不足，胃气虚也，故尔下利。

②少阴脉沉而弦，少阴水脏，封藏之本，故其常脉当沉弦。弦则为减、为寒，若作浮弦，则非。经者，常也。"才见"此句当断为"少阴脉弦，而沉才见，此为调脉。"当指少阴脉于沉候才见，以肾之常脉为石也，故此为调脉。

若沉弦之脉，转为滑数，乃下焦热盛，腐败气血，故当屎脓。

二十六、[原文]寸口脉浮而紧，浮则为风，紧则为寒。风则伤卫，寒则伤营，荣卫俱病，骨节烦痛，当发其汗也。

[按]①寸口、掌后之脉，有左寸为人迎、右寸为气口之分。此之寸口，乃指掌后双手动脉，包括寸关尺三部。

②脉何以浮？邪客于表则脉浮；此以风为阳邪，其性轻扬

113

而脉浮。窃以为以邪客肌表解脉浮，更为贴切。《伤寒论》第1条即"太阳之为病，脉浮"。太阳病所受，有六淫之别，若客于太阳，则皆可浮，非必风邪独浮。

③"风伤卫，寒伤营。"风为阳邪，独伤卫而不伤营乎？寒为阴邪，独伤营而不伤卫乎？事实上，风与寒，既可伤卫，亦可伤营。临床上，究竟伤卫还是伤营，还是营卫俱伤，要具体辨证方可。

④"营卫俱病，骨节烦痛，当发其汗也。"骨节烦痛，原因甚多，若脉浮紧且骨节烦痛者，方可发汗。

二十七、[原文] 趺阳脉迟而缓，胃气如经也。趺阳脉浮而数，浮则伤胃，数则动脾，此非本病，医特下之所为也。荣卫内陷，其数先微，脉反但浮，其人必大便硬，气噫而除。何以言之？本以数脉动脾，其数先微，故知脾气不治，大便硬，气噫而除。今脉反浮，其数改微，邪气独留，心中则饥，邪热不杀谷，潮热发渴，数脉当迟缓，脉因前后度数如法，病者则饥，数脉不时，则生恶疮也。

[按] 趺阳——胃脉、候胃气。

少阴——太溪，候肾气。

趺阳脉，我偶用，只摸个有力无力，或有无脉搏，以断胃气存亡，其他无经验。少阴脉未曾诊过。

脉诊的发展历程是由博到约，《内经》诊脉，就方法多种，如遍诊法、三部九候法、寸口诊法、寸尺诊法、尺肤诊、色脉诊等。至《难经》始倡寸口诊法，后世遵之。然仲景尚存三部九候之遗迹，吾已罕用，故无经验。

二十八、[**原文**]师曰：病人脉微而涩者，此为医所病也。大发其汗，又数大下之，其人亡血，病当恶寒，后乃发热，无休止时，夏月热盛，欲著复衣；冬月盛寒，欲裸其身。所以然者，阳微则恶寒，阴弱则发热。此医发其汗，使阳气微，又大下之，令阴气弱。五月之时，阳气在表，胃中虚冷，以阳气内微，不能胜冷，故欲著复衣。十一月之时，阳气在里，胃中烦热，以阴气内弱，不能胜热，故欲裸其身，又阴脉迟涩，故知亡血也。

[**按**]本条言大汗伤阳，大下伤阴，因虚而见寒热之脉证。阳伤脉微，阴伤脉涩。阴虚生内热，故欲裸；阳虚生外寒，故欲着衣。

寒热真假的分辨，当以辨证为据，而不以冬夏为凭。

虚寒者，见畏寒，肢厥，踡卧，萎靡，脉微细；或局部之寒象，如下冷、腹冷、背冷、手足冷等，乃阳虚无力温煦所致。

虚热者，可因阴阳气血之虚衰，虚阳浮动而引发。其见证，可为全身躁热，欲裸其衣，欲卧泥地，欲入井中。其体温，可高，可不高，高者可达40℃±；或局部发热，如头热、口鼻如火、心中热、二阴热等。

阳虚者，阴寒内盛，格阳于外，而见虚热。阴虚者，阴不制阳，虚阳浮越而为虚热。气虚者，不能制阴火，致阴火上冲，而为虚热。血虚者，气无所倚，气浮荡而为虚热。阳虚者，当引火归原；阴虚者，当滋阴潜阳；血虚者，当益气补血；气虚者，当培土升阳，土厚阴火自伏。

二十九、[**原文**]脉浮而大，心下反硬，有热，属脏者，攻之，不令发汗；属腑者，不令溲数，溲数则大便硬，汗多则热愈，汗少则便难，脉迟而未可攻。

[按] 本条论下法之可与不可。

①脉浮而大，即使有心下反硬、有热，属脏，亦不可攻，攻之为逆。何也？大为热盛，浮则示热有外达之势，治当因势利导，清热透邪，使热透达于外而解。下之为逆，反使邪热内陷，当予白虎汤类辛甘寒之剂，达热出表。《温病条辨·卷二》云："阳明温病，脉浮洪躁甚者，白虎汤主之；脉沉数有力，甚则脉体反小而实者，大承气汤主之。"必脉沉实者，方可下之。

《伤寒论》第132条："结胸证，其脉浮大者，不可下，下之则死。"第134条云："心下因硬，则为结胸。"本条亦心下硬，然脉浮大，即不可下。本条以浮大之脉而下，欠妥。

②"脉迟未可攻"，亦值得商榷。

《伤寒论》第208条："阳明病，脉迟……大承气汤主之。"

《金匮要略·呕吐哕下利病脉证治》："下利脉迟而滑者，实也，利未欲止，急下之，宜大承气汤。"

邪气闭阻，血脉滞泣，脉可沉、细、小、迟、涩乃至厥，沉取必有一种躁动不宁之感，若腹征、舌征与阳阳腑实相符，脉虽迟亦可下之。

三十、[原文] 脉浮而洪，身汗如油，喘而不休，水浆不下，形体不仁，乍静乍乱，此为命绝也。又未知何脏先受其灾，若汗出发润，喘不休者，此为肺先绝也；阳反独留，形体如烟熏，直视摇头者，此为心绝也；唇吻反青，四肢絷习者，此为肝绝也；环口黧黑，柔汗发黄者，此为脾绝也。溲便遗失、狂言、目反直视者，此为肾绝也。又未知何脏阴阳前绝。若阳气前绝，阴气后竭者，其人死，身色必青。阴气前绝，阳气后竭者，其人死，身色必赤，腋下温，心下热也。

[按] ①"脉浮而洪"，必按之虚，此阳越于外，"身汗如油"，绝汗，亡阳也。"喘而不休"，气欲脱也。"水浆不下，形体不仁"，肾气败也。

②脉乍静乍乱，此代脉。

a. 何谓代脉？皆云动而中止，止有定数，非也。代，乃更代之义，是指不同的脉象相互代替、更换，交错出现，其脉象为乍疏乍数，乍强乍弱，乍动乍止。正如《脉诀条辨》曰："若脉平匀，而忽强忽弱者，乃形体之代。"又曰："脉无定候，更变不常，均为之代。"景岳云："凡见忽大忽小，乍迟乍数，倏而变更不常者，均为之代。"

b. 代脉的脉理与主病

代脉可分生理之代、病理之代与正气衰败之死代三种。

生理之代：《素问·宣明五气篇》曰："五脏应时……脾脉代。"谓脏气随时而更复，脉亦随时而更代。春弦、夏钩、秋毛、冬石，此四时之代也。

孕三月而代，亦为生理之代。孕三月，因胎儿发育，气血相对出现不足，故而脉代。当化生之力增强，代脉自除。

病理之代：一般指暴病而言，气血乍损，一时不能相继而出现代脉，此非脏气衰败之死代。滑伯仁曰："有病而气血乍损，视为病脉。"如霍乱吐泻而脉代，《四言举要》云："霍乱之候，脉代无讶。"

脏衰死代：脏气衰败的死代，多见于久病之人，元气衰败者。《素问·平人气象论》曰："但代无胃，曰死。"此为死代。

《濒湖脉学》曰："五十不止身无病，四十一止一脏绝，四年之后名亡命。两动一止三四日。"这不仅是以至数歇止定代脉，而且以动止之数来定死期，失之胶柱。《脉诀汇辨》云："夫人岂有一脏既绝，尚活四年！"诚然。以代脉而判断生死之期，当结合气色形症，综合分析，不能仅据动止之数，此当活看。

三十一、[**原文**] 寸口脉浮大，而医反下之，此为大逆。浮则无血，大则为寒，寒气相搏，则为肠鸣。医乃不知，而反饮冷水，令汗大出，水得寒气，冷必相搏，其人即饐。

[**按**] 饐，音噎。

"大则为寒"，此阳越，阴盛格阳，必大虚。

反饮冷水，重伤胃阳而饐。

"浮则无血"，血不内守，阳气浮越，其脉浮大，按之必虚或芤。阳虚而寒，而为饐、为肠鸣。

三十二、[**原文**] 趺阳脉浮，浮则为虚，浮虚相搏，故令气饐，言胃气虚竭也。脉滑则为哕，此为医咎，责虚取实，守空迫血，脉浮，鼻中燥者，必衄也。

[**按**] 哕：呃逆。

①趺阳为胃脉。浮则为虚者，必正虚而阳气外越而脉浮，其浮，必按之无力。

②胃气虚，升降失司而饐；滑脉为阳，邪实阻胃升降而哕。

③"责虚取实，守空迫血"：本胃之虚竭，误以实治，虚其虚也；脉滑实也，误以虚治，则实其实也，虚虚实实，医之咎也。血亏阳浮，上损阳络而为衄，上灼清窍而鼻干。

118

三十三、[原文] 诸脉浮数，当发热，而洒淅恶寒。若有痛处，饮食如常者，蓄积有脓也。

[按] 脉浮数且寒热，若身痛不欲食，乃邪客于表。此亦脉浮数寒热，然痛偏着一处，且无碍饮食，知病不在里，而在表，故为邪遏气血，蓄积成脓，其痛处当有红肿热痛之状。

三十四、[原文] 脉浮而迟，面热赤而战惕者，六七日当汗出而解，反发热者，差迟。迟为无阳，不能作汗，其身必痒也。

[按]"差迟"，方言也。较差者曰差迟。

此论阳衰之戴阳证。脉浮而面热者，似表热上熏，六七日，传经尽，当汗出而解。若发其汗，汗不出，反发热，且身痒，乃治欠妥，故曰差迟。何也？其脉迟且战惕，迟为无阳，神无所倚，战栗怵惕，如人将捕之状，知为里虚阳衰。其脉浮、面赤热，乃戴阳也，误似表实而汗之，虚阳浮越而反热，营卫虚而痒。此证脉浮迟，必按之无力。

三十五、[原文] 寸口脉阴阳俱紧者，法当清邪中于上焦，浊邪中于下焦。清邪中于上，名曰洁也；浊邪中于下，名曰浑也。阴中于邪，必内栗也。表气微虚，里气不守，故使邪中于阴也。阳中于邪，必发热头痛，项强颈挛，腰痛胫酸，所谓阳中雾露之气，故曰清邪中上，浊邪中下，阴气为栗，足膝逆冷；便溺妄出。表气微虚，里气微急，三焦相溷，内外不通，上焦怫郁，脏气相熏，口烂食龂也。中焦不治，胃气上冲，脾气不转，胃中为浊。荣卫不通，血凝不流。若卫气前通者，小便赤黄，与热相搏，因热作使游于经络，出入脏腑，热气所过，则

119

为痈脓。若阴气前通者，阳气厥微，阴无所使，客气内入，嚏而出之，声嗢咽塞，寒厥相追，为热所拥，血凝自下，状如豚肝。阴阳俱厥，脾气孤弱，五液注下。下焦不盍，清便下重，令便数难，齐筑湫痛，命将难全。

[按] 涸，音混。混乱也。

食𩩲，蚀龈。

嗢：音 wà，出声不利。

清便：即圊便。

前：剪也，断也。

寸口脉阴阳俱紧者，寒也。《伤寒论》第 3 条："脉阴阳俱紧者，名为伤寒。"症见"阳中于邪，必发热、头痛、项强、颈挛、腰痛、胫酸。"这明显是寒束肌表之象，本条谓之"阳中雾露之气，故曰清邪中上，曰洁。"

浊邪中下，"阴气为栗，乃阴寒盛而寒栗，足膝逆冷，便溺妄出。"浊邪者，概指湿浊之气。

寒湿外束，阳气内郁而化热，致脏气熏蒸，口烂食𩩲、小便赤黄，游于经络，出入脏腑，诸症蜂起，其命难全。

三十六、[原文] 脉阴阳俱紧者，口中气出，口唇干燥，蜷卧足冷，鼻中涕出，舌上胎滑，勿妄治也。到七日以来，其人微发热，手足温者，此为欲解，或到八日以上，反大发热者，此为难治。设使恶寒者，必欲呕也；腹内痛者，必欲利也。

[按] 阴阳俱紧，表里俱寒。口中气出乃息高，口唇干燥乃气不化津，蜷卧足冷乃阳衰，涕出阳不摄津，微热手足温者，阳复为欲愈。

大热，实者清而解之；格阳而热者，白通汤主之。内寒则腹痛吐利。

阳虚阴盛脉紧者，必按之无力，苔滑阳虚也。

三十七、[原文] 脉阴阳俱紧，至于吐利。其脉独不解，紧去人安，此为欲解。若脉迟，至六七日不欲食，此为晚发，水停故也，为未解；食自可者，为欲解。病六七日，手足三部脉皆至，大烦而口噤不能言，其人躁扰者，必欲解也。若脉和，其人大烦，目重睑，内际黄者，此欲解也。

[按] 表里俱寒而吐利，紧去寒退则人安。脉迟，寒也，水饮内停。能食，胃气复，欲解。三部脉至，阳气复，虽烦，口噤不能言，躁扰者，必欲解。

脉和，烦，重睑，内际黄，阳复，欲解。

三十八、[原文] 脉浮而数。浮为风，数为虚，风为热，虚为寒，风虚相抟，则洒淅恶寒也。

[按] 浮而数，有力为实，无力为虚。浮数无力，为风虚相搏，属虚人受风，卫阳不固，方致洒淅恶寒。

三十九、[原文] 脉浮而滑，浮为阳，滑为实，阳实相搏，其脉数疾，卫气失度。浮滑之脉数疾，发热汗出者，此为不治。

[按] 阳实相搏，热盛，迫卫而失常度，浮滑数疾，即躁脉。热不为汗衰，阴阳交也，交者死。

四十、[原文] 伤寒咳逆上气，其脉散者死，谓其形损

121

故也。

[**按**]脉散，正气耗散；咳逆上气，气上脱也，故死。

第二节 《平脉法》求索

本篇论述了平脉及多种病脉。辨脉篇以阴阳为辨脉之纲，本篇用五行生克理论分析诸病的纵横顺逆及生死预后之法。两篇当合观。

平，本义有分义，即分辨。《周易大传今注＜观＞第二十》曰："观其生，志未平也。"高亨注："平借为辨，谓辨明也。二字古通用。"蔡注：《尚书》曰："辨与平，古字通。""平"，虽无通"凭"之书证，然而平有分辨之意，则《平脉法》，就是分辨脉象之法。"平脉辨证"，当直解为"分辨脉象以辨证"之意，这就是据脉以辨证，或引申为"凭脉辨证。"

一、[**原文**]问曰：脉有三部，阴阳相乘，荣卫血气，在人体躬。呼吸出入，上下于中，因息遊布，津液流通。随时动作，效象形容，春弦秋浮，冬沉夏洪。察色观脉，大小不同，一时之间，变无经常。尺寸参差，或短或长，上下乖错，或存或亡，病辄改易，进退低昂，心迷意惑，动失纪纲。愿为具陈，令得分明。师曰：子之所问，道之根源。脉有三部，尺寸及关，荣卫流行，不失衡铨。肾沉心洪，肺浮肝弦，此自经常，不失铢分。出入升降，漏刻周旋，水下百刻，一周循环，当复寸口，虚实见焉。变化相乘，阴阳相干，风则浮虚，寒则牢坚，沉潜水蓄，支饮急弦。动则为痛，数则热烦，设有不应，知变所缘。三部不同，病各异端，太过可怪，不及亦然。邪不空见，终必有奸，审查表里，三焦别焉。知其所合，消息诊看，料度腑脏，独见若神。为子条记，传与贤人。

[按] 此条平脉法之纲领，脉应四时，及五脏平脉与病脉，知常达变。

此段文字与《脉经·卷五·张仲景论脉第一》同。文体采用古韵体，与仲景之体异，当非仲景所撰。

二、[原文] 师曰：呼吸者，脉之头也，初持脉，来疾去迟，此出疾入迟，名曰内虚外实也。初持脉，来迟去疾，此出迟入疾，名曰内实外虚也。

[按] 此言脉来者为阳，去者为阴，出以候外，入以候内，故可据脉来去之疾迟，以测内外虚实之病变。然临床诊脉，难以区分其来去疾迟。如心搏的舒张期，脉搏的回落，本文称之为去，诊脉时就很难体会脉搏之回落是疾还是迟，所以亦难据此判断表里之虚实。《难经·四十八难》云："脉之虚实者，濡者为虚，牢者为实。病之虚实者，出者为虚，入者为实；言者为虚，不言者为实……"并未以脉之来去疾迟，作为判断疾病内外虚实之依据。

三、[原文] 问曰：上工望而知之，中工问而知之，下工脉而知之，愿闻其说。师曰：病家人请，云病家若发热，身体疼，病人自卧。师到，诊其脉，沉而迟者，知其差也，何以知之？若表有病者，脉当浮大，今脉反沉迟，故知愈也。假令病人云腹内卒痛，病人自坐。师到脉之，浮而大者，知其差也。何以知之？若里有病者，脉当沉而细，今脉浮大，故知愈也。

[按] ①医者上中下之分，依次为望、闻、问、切，故有神

圣工巧之别，切居其末。吾主张切居首，是在望闻问的基础上，进而诊脉，以定性、定位、定量、定势。望闻问切是四诊应用之先后次序，非医者高下之分。

②"发热，身体痛，自卧，脉沉而迟，知其自差"，乃脉静也，故差。

③"腹痛、自坐，脉浮而大，知其差也。"腹为阴，阴盛腹痛，脉当沉细无力，今脉浮大，阳复，故差。其实阳复脉见滑，脉起，未必浮大，若仅为浮大，或阳复太过，或虚阳外浮，并非愈脉。

四、[原文] 师曰：病家来请，云病人发热烦极。明日师到，病人向壁卧，此热已去也，设食脉不和，处言已愈。设令向壁卧，闻师到，不惊起而盼视，若三言三止，脉之，咽唾者，此诈病也。设令脉自和，处言此病大重，当须服吐下药，针灸数十百处，乃愈。

[按] 处：断，决也。处言：断言。盼视：恨视也。

①发热烦极，本当躁扰不宁，而向壁卧，其人静，知热已去，即使脉尚不和，断言已愈，此为望诊。然热令神昏，热盛嗜睡，或湿热交蒸而嗜睡，亦可向壁卧，且脉不和，不可仅据向壁卧而断言愈也。

②诈病，不能仅据向壁卧、言止、咽唾断之，且以恶治法吓病人，亦非正法。

五、[原文] 师持脉，病人欠者，无病也；脉之呻者，病也；言迟者，风也；摇头言者，里痛也；行迟者，表强也；坐而伏者，短气也；坐而下一脚者，腰痛也；里实护腹，如怀卵物者，心痛也。

［按］此言望诊。医者总当四诊合参，仅据其一现象而诊断，失之偏颇，乃市医之为，不足取法，尤不能作为经典垂训后人。

六、［原文］师曰：伏气之病，以意候之，今月之内，欲有伏气，假令旧有伏气，当须脉之。若脉微弱者，当喉中痛似伤，非喉痹也。病人云，实喉中痛。虽尔，今欲复下利。

［按］脉微弱，少阴脉，可喉痛，下利，非必强牵伏气说。《伤寒论》第283条："病人脉阴阳俱紧，反汗出者亡阳也，此属少阴，法当咽痛而复吐利。"

七、［原文］问曰：人恐怖者，其脉何状？脉形如循丝累累然，其面白脱色也。

［按］脉如丝，血气不足，而神气弱也，故恐怖，面白脱色也。

八、［原文］问曰：人不饮，其脉何类？师曰：脉自涩，唇口干燥也。

［按］人不饮，其因甚多。脉涩而不饮者，或血少精伤阴不足；或瘀血阻滞。《金匮要略》温经汤条："瘀血在少腹不去，何以知之，其证，唇口干燥，故知之。"涩缘血少或伤精，阴不足也，故涩当以有力无力别之，或邪阻，或正虚。

九、［原文］问曰：人愧者，其脉何类？师曰：脉浮而面色乍白乍赤。

［按］浮，当属正气浮越，里之正虚而神弱，胆虚而愧。

十、[**原文**] 问曰：经说脉有三菽、六菽重者，何谓也？师曰：脉，人以指按之，如三菽之重者，肺气也；如六菽之重者，心气也；如九菽之重者，脾气也；如十菽之重者，肝气也；按之至骨者，肾气也。假令下利，寸口、关上、尺中悉不见脉，然尺中时一小见，脉再举头者，肾气也；若见损脉来至，为难治。

[**按**] 言脉之浮中沉。

菽——小豆也。

①以几菽重配五脏，不足凭。如肺气虚者，岂仅以三菽重取之？肝热盛，岂皆十二菽取之？

②下利，寸关无脉，仅尺时一小见，脉已损败，难治。

十一、[**原文**] 脉有相乘，有纵有横，有逆有顺，何谓也？师曰：水行乘火，金行乘木，名曰纵；火行乘水，木行乘金，名曰横；水行乘金，火行乘木，名曰逆；金行乘水，木行乘火，名曰顺也。

[**按**] 相克为纵，相侮曰横，子病及母曰逆，母病及子曰顺，此五行生克乘侮之传变。

乘——凌也。

十二、[**原文**] 脉有残贼，何谓也？师曰：脉有弦、紧、浮、滑、沉、涩，此六脉名曰残贼，能为诸脉作病也。

[**按**] 残——伤也。

贼——害也。

此为邪气所伤之脉，能诸脉相合而为病。

十三、[原文] 问曰：脉有灾怪，何谓也？师曰：假令人病，脉得太阳，与形证相应，因为作汤，比还送汤，如食顷，病人乃大吐，若下利，腹中痛。师曰：我前来不见此证，今乃变异，是名灾怪。又问曰：何缘作此吐利？答曰：或有旧时服药，今乃发作，故为灾怪耳。

[按] 脉证与方药相应，服而产生变异，故云灾怪，竟为出于预料。岂有服吐泻药日久方作者，此医者诿过之言，何足取。

十四、[原文] 问曰，东方肝脉，其形何似？师曰：肝者，木也，名厥阴，其脉微弦濡弱而长，是肝脉也。肝病自得濡弱者，愈也。假令得纯弦脉者，死。何以知之？以其脉如弦直，此是肝脏伤，故知死也。

[按] 此言肝脉。

弦而迢迢悠扬，常脉，非濡弱。

弦如循竹竿，病脉。

弦劲不柔，如循刀刃，真脏脉，死。

十五、[原文] 南方心脉，其形何似？师曰：心者，火也，名少阴，其脉洪大而长，是心脉也。心病自得洪大者，愈也。假令脉来微去大，故名反，病在里也。脉来头小本大，故名覆，病在表也。上微头小者，则汗出。下微本大者，则为关格不通，不得尿。头无汗者可治，有汗者死。

[按] ①夏阳盛，脉洪大。心气通于夏，心脉洪，常脉，微大而已。

②心病，见洪脉，愈。

③"来微去大"、"头小本大"、"下微本大"不好体会。

④"下微本大，则为关格不通，不得尿"此关格脉，当阳大于阴三四倍。"头有汗则死"，阳脱；"头无汗可治"，阳未脱。

十六、[原文] 西方肺脉，其形何似？师曰：肺者，金也，名太阴，其脉毛浮也。肺病自得此脉，若得缓迟者，皆愈。若得数者剧。何以知之？数者，南方火，火尅西方金，法当痈肿，为难治也。

[按] ①肺应秋，脉毛，常也。

②肺病见数，火尅金。火热盛，腐败气血，可发痈肿。

十七、[原文] 问曰：二月得毛浮脉，何以处言至秋当死？师曰：二月之时，脉当濡弱，反得毛浮者，故知至秋死。二月肝用事，肝属木，脉应濡弱，反得毛浮脉者，是肺脉也。肺属金，金来克木，故知至秋死。他皆仿此。

[按] 此以五行生克乘侮之理推断疾病预后之顺逆，《素问·脉要精微论》云："微妙在脉，不可不察，察之有纪，从阴阳始。始之有经，从五行生。"

十八、[原文] 脉肥人责浮，瘦人责沉。肥人当沉，今反浮；瘦人当浮，今反沉，故责之。

[按] 责——求也。

脉当结合病人体质禀赋之素体脉以求之。

十九、[原文] 师曰：寸脉下不至关，为阳绝；尺脉上不至关，为阴绝，此皆不治，决死也。若计其余命生死之期，期以月节克之也。

［按］"阳绝"、"阴绝"，乃阴阳离决。

"月节尅之"，五行相克之月节。

二十、［原文］脉病人不病，名曰行尸，以无王气，卒眩仆不识人者，短命则死。人病脉不病，名曰内虚，以无谷神，虽困无苦。

［按］"人不病"，即人尚无不适之感，然已见病脉，此种状况并不罕见。因脉诊灵敏，可先于症状而出现。尤其随着西医的发展，出现很多无症状的疾病，如糖尿病、高脂血症等，此时当依脉调理，亦属治未病。称为"行尸"，其言过矣。"人病脉不病者"，临床亦可见，非必内虚，正气尚强，虽困无害。

二十一、［原文］翕奄沉，名曰滑，何谓也？师曰：沉为纯阴，翕为正阳，阴阳和合，故令脉滑，关尺自平。阴阳脉微沉，食饮自可，少阴脉微滑，滑者，紧之浮名也，此为阴实，其人必股内汗出，阴下湿也。

［按］①"翕奄沉"，脉来大而盛，聚而沉，如转珠之状，往来流利却还前，故曰滑，为阴阳合和之象。

②"关尺自平，阳明脉微沉，食饮自可。"此指阳明脉滑而微沉，滑为阳，乃胃气旺，故食饮自可。

③"少阴脉微滑，滑者紧之浮名也，此为阴实，其人必股内汗出，阴下湿也。"此阴部见阳脉，阳凑于阴，故曰阴实。阳蒸迫津液而阴汗。"紧之浮名者"，不知作何解。

二十二、［原文］问曰：曾为人所难，紧脉从何而来？师曰：假令出汗，若吐，以肺里寒，故令脉紧也。假令咳者，坐饮冷水，故令脉紧也。假令下利，以胃虚冷，故令脉紧也。

[按]①坐——因也。

②饮冷、汗、吐、利，伤阳，致令脉紧，阴寒盛也。紧而有力者为寒实，紧而无力者为虚寒。

二十三、[原文]寸口卫气盛，名曰高，（高者，暴狂而肥）。荣气盛，名曰章，（章者，暴泽而光）。高章相搏，名曰纲，（纲者，身筋急，脉强直故也）。卫气弱，名曰愫，（愫者，心中气动迫怯）。荣气弱，名曰卑，（卑者，心中常自羞愧）。愫卑相搏，名曰损，（损者，五脏六腑俱乏，气虚惙故也）。卫气和，名曰缓，（缓者，四肢不能自收）。荣气和，名曰迟，（迟者，身体俱重，但欲眠也）。缓迟相搏，名曰沉（沉者，腰中直，腹内急痛，但欲卧，不欲行）。

[按]此论营卫强弱而出现高、章、愫、卑等脉象，《内经》《难经》《伤寒论》未载。

二十四、[原文]寸口脉缓而迟，缓则阳气长，其色鲜，其颜光，其声商，毛发长。迟则阴气盛，骨髓生，血满，肌肉紧薄硬，阴阳相抱，荣卫俱行，刚柔相得，名曰强也。

[按]言荣卫强，正气充。但缓而强者，有胃气。迟，今主寒，却不主荣盛，古今脉有别乎。

二十五、[原文]趺阳脉滑而紧，滑者胃气实，紧者脾气强，持实击强，痛还自伤，以手把刃，坐作疮也。

[按]坐——因也。

疮——创也

"胃气实","脾气强",言邪盛,非正强。脾胃邪气相搏,致腹痛,譬若以手把刃,自贻其害。

二十六、[原文] 寸口脉浮而大,浮则为虚,大则为实,在尺为关,在寸为格。关则不得小便,格则吐逆。

"趺阳脉浮而涩,伏则吐逆,水谷不化,涩则食不得入,名曰关格。"

[按] ①此论关格。"格"是格拒,"关"是关闭。上见吐逆曰"格",下见二便不通曰"关"。《内经》:"人迎与太阴脉口俱盛四倍以上,名曰关格。"

②浮大脉,阳盛可见,真气外浮亦可见。

③趺阳脉伏而涩者,有力为实,邪阻而脉伏涩;无力为虚,正虚无力鼓荡、充盈于脉而伏涩无力。邪盛可关格,正衰亦可关格。

二十七、[原文] 脉浮而大,浮为风虚,大为气强,风气相搏,必成瘾诊,身体为痒。痒者,名泄风,久久为痂癞(眉少发稀,身有干疮而腥臭也)。

[按] "风虚",即虚风,指八方不正之气。"气强",谓邪气强。

二十八、[原文] 寸口脉弱而迟,弱者卫气微,迟者荣中寒,荣为血,血寒则发热。卫为气,气微者心内饥,饥而虚满,不能食也。

[按] ①荣卫即气血。

②"血寒",当为血虚气浮而热。

二十九、[原文]趺阳脉大而紧者，当即下利，为难治。

[按]趺阳脉大而紧，寒盛下利。大者，邪气盛，故为难治。

三十、[原文]寸口脉弱而缓，弱者阳气不足，缓者胃气有余，噫而吞酸，食卒不下，气填于膈上也（一作下）。

[按]寸口脉弱而缓，弱者阳气不足。缓与弱并见，只能是胃气虚，何言胃气有余。胃气弱，食不下；胃气弱，升降失司，气逆而噫，气填于膈。至于填于膈上还是膈下，无关宏旨。胃气弱而食不化，酿而吞酸。

三十一、[原文]趺阳脉浮而紧，浮为气，紧为寒；浮为腹满，紧为绞痛；浮紧相搏，肠鸣而转，转即气动，膈气乃下。少阴脉不出，其阴肿大而虚也。

[按]①趺阳者，胃脉也。

"浮为气"，为何气？乃胃虚寒，阳气不能固于其位而浮动，故脉浮，此浮，当按之无力、虚也。

"紧为实"，此言当为阳气虚之虚寒，此紧当按之无力。

胃气虚寒则气不运而腹满，寒则脉踡缩而绞痛。虚寒相搏，则肠鸣而转。"气动"者，厥气逆而动也，可为奔豚。

②趺阳脉紧而浮，又见少阴脉不出，乃中土虚寒，下及肾阳，阳衰无力鼓荡而脉不出，故阴肿大而虚也。

③诸脉皆当分其虚实，如本条之浮紧，若重按有力者为寒实，重按无力者为虚寒，虚实乃脉纲。惜医家多不注重脉之沉取有力无力，本条即是。

三十二、[原文] 寸口脉微而涩，微者卫气不行，涩者荣气不逮，荣卫不能相将，三焦无所仰，身体痹不仁。荣气不足，则烦疼，口难言。卫气虚者，则恶寒数欠，三焦不归其部。上焦不归者，噫而酢吞；中焦不归者，不能消谷引食；下焦不归者，则遗溲。

[按] 逮——作足，犹不及，不足。

相将——相协调。

酢——醋

①寸口脉微而涩，乃荣卫两虚，三焦无所仰，身体痹不仁，此即《金匮要略》所言之"血痹"。荣不足则烦疼，口难言；卫不足则恶寒数欠，引伸阳气。

②上焦不归：心主噫，阳不用则厥气逆上，寒则吞酸。中焦不归：不能消谷引食，脾胃阳虚，荣血不足。下焦不归：肾虚不摄，则遗溲。

三十三、[原文] 跌阳脉沉而数，沉为实，数消谷，紧者病难治。

[按] 沉数有力，胃热，消谷。

沉紧有力，胃寒；沉紧无力为虚寒。

三十四、[原文] 寸口脉微而涩，微者卫气衰，涩者荣气不足。卫气衰，面色黄；荣气不足，面色青。荣为根，卫为叶，荣卫俱微，则根叶枯槁而寒栗、咳逆、唾腥、吐涎沫也。

[按] ①卫为阳，荣为阴。脉微而涩，不仅荣卫不足，阳气、精血俱衰。

②"荣为根，卫为叶"，乃肾藏精而起亟。阴在内，阳之守

也；阳在外，阴之使也，故云"荣为根，卫为叶"。

③脉微而涩者，以阳衰为主。阳衰而寒栗，肺寒而咳逆，肺痿而吐涎沫、唾腥。

三十五、[**原文**] 趺阳脉浮而芤，浮者胃气虚，芤者荣气伤。其身体瘦，肌肉甲错。浮芤相搏，宗气微衰，四属断绝（四属者谓皮、肉、脂、髓俱竭，宗气则衰矣）。

[**按**] 趺阳胃脉，胃气虚，生化竭，荣卫枯，身失所养而瘦，肌肤失荣而甲错。脾胃无气上贮于胸中，则宗气衰微，四属断绝。

三十六、[**原文**] 寸口脉微而缓，微者卫气疏，疏则其肤空；缓者胃气实，实则谷消而水化也。谷入于胃，脉道乃行；水入于经，其血乃成。荣盛则其肤必疏，三焦绝经，名曰血崩。

[**按**] ①寸脉微而缓，此乃虚脉，生化无源，荣卫气衰。卫虚不能温分肉、充皮肤、肥腠理，故肌肤空疏。

②微与缓并见，乃胃气虚，何言胃气实。

③"荣盛则其肤必疏"。"荣"，指人体正气而言，正气越充盛越好，何言肤必疏。盛者，特指邪气而言，"邪气盛则实"。此条之"荣气盛"，当为"荣气虚"，致皮肤疏、绝经、血崩，皆因脾胃虚，生化不足，脾虚不固使然。

三十七、[**原文**] 趺阳脉微而紧，紧则为寒，微则为虚，微紧相搏，则为短气。

[**按**] 紧微，脾胃虚寒，故短气。

三十八、[原文]少阴脉弱而涩，弱者微烦，涩者厥逆。

[**按**]少阴主肾，精血、阳气皆弱，故微烦厥逆。烦从火，皆以火扰于心解释烦，然正虚神无所依者，亦烦，《伤寒论》即多处提到阳虚而烦者。涩者，气血不畅而厥逆。

三十九、[原文]趺阳脉不出，脾不上下，身冷肤硬。

[**按**]脾虚，升降失司，阳不煦而身冷，肤不温而硬。

四十、[原文]少阴脉不至，肾气微，少精血，奔气促迫，上入胸膈，宗气反聚，血结心下，阳气退下，热归阴股，与阴相动，令身不仁，此为尸厥，当刺期门、巨阙（宗气者，三焦归气也，有名无形，气之神使也。下荣玉茎，故宗筋聚缩之也）。

[**按**]①少阴脉不至，肾气微，少精血，厥气上逆而奔气促迫，如奔豚状，上入胸膈，宗气聚而不行。宗气者，积于胸中，走息道，司呼吸，贯心脉，助心行血。宗气不行，则呼吸、循环功能皆衰，胸中窒闷而喘促，血不行，则血结心下。

②"阳气退下，热归阴股"，阳退当寒，何以热归阴股？此肾阳虚而龙雷火动，下窜至阴股而阴股热。

③阳虚则阴盛，故身体不仁，身寒厥逆，状若尸厥。当刺期门、巨阙。

四十一、[原文]寸口脉微，尺脉紧，其人虚损多汗，知阴常在，绝不见阳也。

[**按**]寸为阳，寸口脉微，阳衰；尺为阴，尺脉紧为寒，此阳虚阴盛之脉。阳虚不固而多汗，或为脱汗。

"知阴常在，绝不见阳也。"阳已绝，独阴无阳，人亦亡。

四十二、[原文] 寸口诸微亡阳，诸濡亡血，诸弱发热，诸紧为寒。诸乘寒者，则为厥，郁冒不仁，以胃无谷气，脾涩不通，口急不能言，战而栗也。

[按] ① "寸口诸微亡阳"

寸口，有三说，一是颈之动脉为人迎，掌后动脉为寸口，包括寸关尺之三部；二是左寸为人迎，右寸为寸口；三是掌后动脉，分寸关尺三部。两手的寸脉，统称为寸口。本条所言之寸口，乃指两手动脉之寸部，此寸尺诊法。如上条之"寸口脉微，尺脉紧"，即指掌后动脉之寸部与尺部，这里的寸口显然指左右两手动脉之寸部。

"诸微"：微当浮细无力，弱当沉细无力，而本条之"微"，乃泛指极细无力欲绝之脉。包括微脉与弱脉，非必浮位见，如少阴脉之微细欲绝，即非指浮位而言。

"诸微"，当指微、弱、细、濡、涩且无力之脉，非专指浮细欲绝之微脉。

"亡阳"：人身阳之根在于肾，凡亡阳者，皆肾阳衰亡，若肾阳不亡，仅其他脏腑之阳衰，尚称不上亡阳。人身之阳，犹一参天大树，肾为根，其他脏腑之阳皆树之枝杈，根之阳未亡，仅某一枝杈阳虚或阳衰，尚称不上亡阳。

"寸口诸微亡阳"。寸为阳位，寸口见微细无力之脉有两类，一是阳气虚，无力上达，寸脉可微弱，此属虚证；一是阳本不衰，而因邪阻阳不上达，亦可见寸微，此属实。不可一见寸弱，即为亡阳。

② 寸口 "诸濡亡血"：濡即软也。濡主湿、主亡阳阴虚、主

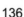

脾虚、阳气衰。并非一见寸濡即云亡血，尚须四诊合参。

③"诸弱发热"：弱乃沉细无力欲绝。主阳虚、气虚。阳虚而热者，即阴盛格阳、戴阳。格阳者，脉当浮大而虚，戴阳者，脉当尺微细欲绝而寸脉浮大而虚。若气虚者，气虚不能固于其位，气浮动而热；或脾虚不能制阴火，阴火上冲而热，状若白虎证，然其脉洪大而虚。

若邪阻而热，清阳不升而寸弱，此热非虚热，乃邪气阻遏使然，属实。

④"诸紧为寒"：紧当以沉取有力无力以分虚实，有力者为实，乃寒邪所客，当汗而解之。紧而无力者，乃阳虚阴盛，阴寒收引凝泣而脉紧，法当温阳。厥者，乃阳虚所致。"胃无谷气"，亦阳衰火不生土，见不食吐利；脾阳衰则生化竭，运化失司涩而不通，机窍不灵而口不能言，寒而战栗。

四十三、[原文] 濡弱何以反适十一头？师曰：五脏六腑相乘，故令十一。

[按] "濡弱"：即阴阳两衰之脉，正气虚也。

"乘"：凌也，欺凌，克伐之意。

"十一头"：即十一种，指五脏六腑相乘，共有十一种。

相乘，即相克。如生理情况下，木克土，即木能疏，以制土壅。病理情况下，则木乘土，亦即木克土。木克土，可见两种类型，一是木亢乘土，一是土虚木乘。若某脏腑之脉濡弱，正气衰，即可招致相克之脏的欺凌。此即相乘，如土虚木克。

四十四、[原文] 问曰：何以知乘腑，何以知乘脏？师曰：诸阳浮数为乘腑，诸阴迟涩为乘脏也。

［按］腑为阳，脏为阴。脉之阴阳内应脏腑。若发生五行相乘，相乘时见阳脉，则为腑相乘；相乘时见阴脉，则为脏相乘。

[结语]

辨脉法与平脉法，脉理与文风与《伤寒论》有较大差别，且多有可商之处，恐非仲景所著，难列经典之中，只是可参而已。

第三节　仲景脉学求索

仲景创立了辨证论治体系，该体系的灵魂就是平脉辨证。仲景虽将脉诊贯穿于《伤寒杂病论》之始终，但却非脉学专著，欲求仲景脉学之真谛，就须将全书前后联系，逐条求索，结合实践，刻苦钻研，方渐能登堂入室。

为能更好体悟仲景脉学思想，将按以下思路来写：各脉皆分单脉与兼脉，先见者先录，后见者略之，以免重复。如浮数，乃浮与数相兼之脉，因浮先见，故此脉录入浮之兼脉中，则数之兼脉不再复录，以免重复。每脉之后写一小结，探求其机理及意义。

一、浮脉

（一）浮之单脉

1. 浮主表

（1）《伤寒论》第1条："太阳之为病，脉浮，头项强痛，而恶寒。"

［按］①太阳主一身之表，为诸经之藩篱，外邪袭表，正邪

相争于肌表，故出现脉浮、头项强痛而恶寒。仲景将此作为外感表证的共同特征，也是外感表证的诊断标准。

②外邪袭表，脉皆浮吗？非也。六淫之邪，可分阴阳两类，寒、湿属阴邪，风、暑、燥、火属阳邪。阴邪沉降、收引、凝敛，其脉不浮，反可见沉。温邪属阳，阳主动，主升浮，脉本当浮，然而征之于临床，竟多不浮。何也？温邪上受，首先犯肺，肺气怫郁，热郁于内，气机不畅，脉可不浮，反见沉数之脉。那么，表证何时脉才浮？当阳郁而伸之时，脉方见浮。所以，脉沉与否，不是太阳病的必有特征，也不是表证的共有特征。表证的主要特征是恶风寒，且寒热并见，持续不断，此即有一分恶寒，有一分表证。

③伤寒，是广义伤寒，正如《素问·热论》所云："今夫热病者，皆伤寒之类也"；《难经·五十八难》亦曰："伤寒有五，有中风，有伤寒，有湿温，有热病，有温病。"

太阳病，三纲鼎立，包括中风、伤寒、温病，（涵盖热病、温病、湿温）。三纲之中，病邪性质不同，脉亦各不同，中风脉浮缓，伤寒脉浮紧，温病脉浮数，何以仲景仅言脉浮？这里的浮，是指脉位而言，并非浮脉之本脉，故无论伤寒、中风、温病，脉皆可见于浮位。

（2）《伤寒论》第6条："太阳病，发热而渴，不恶寒者，为温病。若发汗已，身灼热者，名风温。风温为病，脉阴阳俱浮，自汗，身重，多眠睡，鼻息必鼾，语言难出。"

[按]①本条为太阳温病的脉证提纲，及误治引起的变证。

②本条冠名"太阳病"，就应具备太阳病提纲证的特点。但本条明确指出不恶寒，并不具备太阳病的主要特征，何以仍以太阳病称之？因为温病的卫分证，亦有恶风寒一症，仍具太阳

证的特点，如《温病条辨·卷一》第三、四条皆云温病"初起恶风寒"，故以太阳病冠名。因温病的卫分证很短暂，迅即传入气分，而呈但热不寒。仲景所言者，乃温病卫分证已罢，已转气分，故曰"发热而渴，不恶寒者为温病"。

世称仲景详于寒而略于温，非也。仲景论温病，虽六经各篇散见，但集中在阳明篇论之。《伤寒论》第182条云："阳明病外证云何？答曰：身热汗自出，不恶寒反恶热也。"但热不寒，就是阳明病的主要特征。本条既然符合阳明病的特征，故温病主要在阳明篇中论之。恰如陆九芝云："阳明为成温之渊薮"。"治温扼守阳明"，"温病治法无多，非清即下，非下即清"，切中肯綮。由兹观之，言仲景详于寒而略于温，是曲解仲景。《伤寒论》开篇，即首列太阳病之中风、伤寒、温病，三纲鼎立，赫然在目，何言仲景略于温？何言三纲为麻、桂、青龙？何言古方今病不相能也？陆九芝曰："温病热自内燔，其发重者，只有阳明经腑两证。经证用白虎，腑证用承气，有此两法，无不可治之温病矣。"有些医家未深悟仲景之旨，非要用麻桂剂去治温病，当然不行，反诬"古方今病不相能"，令仲景蒙冤，至今仍堂而皇之写入大学教材中，谬误流传，岂非咄咄怪事。

③风温问题：仲景所言之风温，有别于温病学家所言之风温。后世所言之风温，乃外感风邪；仲景所言之风温乃指肝风，症见自汗出、身重、多眠睡、鼻息必鼾、语言难出，甚至直视失溲，如惊痫时瘛疭等，涵盖了温病卫气营血各个阶段。

本条之脉阴阳俱浮，可见于温病卫分证与气分证两个阶段。卫分证时，邪尚在表，脉可浮数；气分证时，热淫于外，脉可浮数而大。

（3）《伤寒论》第45条："太阳病，先发汗不解，而复下之，脉浮者不愈。浮为在外，而反下之，故令不愈。今脉浮，故在外，当须解外则愈，宜桂枝汤。"

［按］①"浮为在外"，何物在外？乃指邪气与气血在外。

气血为何在外？可见于三类：一是邪客肌表，正气外出，与邪相争于肌表，脉可浮。此浮，虽举之有余，按之不足，然必不虚。二是里热外淫，脉可浮。其浮，必兼数大按之有力。三是正气虚，阳气浮荡于外，脉可浮。其浮，必按之虚。

②本条之浮，是太阳病脉。既然以"太阳病"冠名，就必然有太阳表证的表现，故此脉浮，属邪客肌表，气血外出与邪相争的表现。

太阳病何以汗出不愈？原因甚多，或方证不应，或将养失宜，皆可不愈。复下之，属误治。迭经汗下仍不愈者，究竟是邪仍在表，还是已传他经？下一步当如何处措？仲景明确指出，脉浮，仍属表未解，邪在外，故须解外则愈。这就是仲景以脉定证，体现了六经标题中"脉证并治"，及'观其脉证，知犯何逆，随证治之"的平脉辨证的思想。

③既然邪在外，仍须汗解，何以不予麻黄汤，而用桂枝汤呢？因迭经汗下，正气已伤，此时虽表未解，当扶正祛邪，故予桂枝汤，而不用发汗峻剂之麻黄汤。

（4）《伤寒论》第37条："太阳病，脉但浮者，与麻黄汤。"

［按］"太阳病，脉但浮者，与麻黄汤"，此与第51条、232条意同。此为省略之笔，既用麻黄汤，当具麻黄证之特点；其脉浮，当浮紧，或浮弦而拘，否则，不可贸然施以麻黄汤。

（5）《伤寒论》第51条："脉浮者，病在表，可发汗，宜麻黄汤。"

［按］①"脉浮者"，此指脉位而言，为轻取而得者。

仅仅一个脉位浮，就可断定是表证吗？仅仅一个脉浮，就可断定是麻黄汤证，而予麻黄汤发汗吗？显然不能。既然不能，为何仲景还要列出此条，仅依脉浮就断定是"病在表，可发汗，宜麻黄汤"呢？

正确解读此条，涉及一个重要的方法问题，即读《伤寒论》，要前后联系，作为一个整体来读，来理解，有者求之，无者求之，不能仅据某条条文，孤立地来解读。

关于太阳伤寒证的诊断标准，于《伤寒论》第3、35条等已明确，既已言之于前，此条即省略之笔，仅以脉浮为指征。此浮，必当兼紧；其症，必有恶寒、无汗、头身痛等。

前已明确了伤寒麻黄汤证的诊断标准，为什么仲景还要在此处写这么不明白的第51条？其意何在？揣度仲景之意，在于强调浮脉主表。因第50条云"尺中迟者不可发汗"，第49条曰"尺中脉微不可发汗"，所以紧接着第51条论脉浮者可发汗，这充分体现了仲景"脉证并治"、平脉辨证的学术思想。

②值得商榷的三个问题：

a. 汗法非必脉浮吗？

汗法，可分广义汗法与狭义汗法两类，详见拙著《汗法临证发微》，此从略。

寒邪在表而脉浮者，固可汗之。但寒邪在里而脉沉者，亦当汗之，不可囿于"在表者汗之"。寒邪犯肺而咳喘，寒邪犯心而胸痹，寒犯筋骨而疼痹，寒犯胃肠而吐利、脘腹痛，寒犯于肝而胸胁痛，寒犯于肾而水肿、小便不利等等，只要脉沉而拘紧者，皆可汗而解之，驱邪外出。汗法之用广矣。

b. 寒邪袭表而用麻黄汤，非必脉浮吗？未必！

寒为阴邪，收引、凝泣、敛降。寒客肌表，营卫皆收引、凝泣、敛降，卫阳被束，不得温煦肌肉皮毛则恶寒无汗，卫阳郁而化热则身热，营卫不通则头身痛。气血收引、凝泣、沉降，脉不仅不浮，反以沉者为多。正如《四诊抉微》所云："表寒重者，阳气不得外达，脉必先见沉紧。"又云："岂有寒闭腠理，营卫两郁，脉有不见沉者乎。"景岳亦云："然有邪寒初感之甚者，拘束卫气，脉不能达，则必沉而兼紧。"

c.表证何时脉浮？

一是感寒较轻，可初起脉浮；一是感寒重，待阳郁而伸时，脉方浮。浮主表，沉亦主表，视其感邪之轻重，以及阳郁的程度而不同。

（6）《伤寒论》第71条："太阳病，发汗后，大汗出，胃中干，烦躁不得眠，欲得饮水者，少少与饮之，令胃气和则愈。若脉浮，小便不利，微热消渴者，五苓散主之。"

［按］太阳病，汗后当解，反不解，若大汗津伤而烦躁不得眠者，少少与饮之，津复而愈；若仍脉浮微热，且消渴，小便不利，乃热与水结，故汗后不解。此脉浮，示表未解。湿热互结者，如油入面，难解难分。水湿同类，水热互结者，亦当如油入面，难解难分。

五苓散，通阳利水解表，使湿不与热合，其热自孤而易解。此意，叶天士于《温热论》中揭示其奥义，曰："或透风于热外，或渗湿于热下，不与热相搏，势必孤矣。"五苓散既通阳利水，又能辛散解表，水热分消，亦寓分消走泄之意。

（7）《伤寒论》第112条："伤寒脉浮，医以火迫劫之，亡阳，必惊狂，卧起不安者，桂枝去芍药加蜀漆牡蛎龙骨救逆汤主之。"

［按］①以"伤寒"冠名，可有两解：一是广义伤寒，一是

狭义伤寒。观其治法，以火迫劫之，虽属火逆误治，意在迫汗，以求汗解，所以此"伤寒"，必是太阳伤寒。再者，误治后，仍以桂枝汤加减治之，必是太阳表证未解。所以，此以"伤寒"冠名，当指太阳伤寒而言。

②"脉浮"：既为太阳伤寒，则此脉浮，亦因太阳表证而脉浮，此浮主表，正如太阳病提纲证所云："太阳之为病，脉浮。"

（8）《伤寒论》第116条："脉浮，宜以汗解，用火灸之……名火逆也。欲自解者，必当先烦，烦乃有汗而解，何以知之，脉浮，故知汗出解。"

［按］"脉浮，宜以汗解"，此以脉定证，邪在表，故以汗解。

"脉浮，故知汗出解"，此以脉推断病势。

"欲自解者"，这是靠自我正气驱邪外出，而不是靠发汗药而汗出乃解者，这是人体自我修复的一种功能。

如何凭脉而推断当"汗出而解"呢？因脉浮，此正气外出而与邪争的表现，表邪当从汗解，故知"欲自解"。

此汗，乃不汗而汗者，本未予发汗药，依然可以汗出而解，这是人体阴阳调和的结果，属广义汗法。经云："阳加于阴谓之汗"，"精气胜乃为汗"，必阴阳调和而后汗。正如张锡纯所云："天地阴阳和而后雨，人身阴阳和而后汗。"八法皆可令阴阳调和而后汗，非独发汗法。

（9）《伤寒论》第140条："太阳病，下之，其脉促，不结胸者，此为欲解也。脉浮者，必结胸。"

［按］①本条以脉定证，充分体现了仲景平脉辨证的辨证论治体系。

②太阳病，脉浮，误下，必结胸，此误下表热内陷，与水

相结而为结胸。此浮，主表。若虽误下，表邪未陷，未成结胸，邪仍在表，未成坏病，则汗之可也，故欲愈。

（10）《伤寒论》第223条、《金匮要略》第13条："若脉浮发热，渴欲饮水，小便不利者，猪苓汤主之。"

[按] ①此条无冠名，从语气看，以"若"开头，当承接上文，第221、222、223应是一条，后人将其分成3条。第221条已明示是阳明病，不恶寒反恶热。则此"脉浮发热"，不伴恶寒，知非太阳表证，乃热与水结而阴伤，表热不解，此浮主表。

②"渴欲饮水，小便不利"，乃水阻三焦所致，故予猪苓汤利水，通利三焦。水去，热无依附，其势必孤，则热易除。所以，虽有表热，不用汗法，而用渗利之品，意在分消水与热。

（11）《伤寒论》第231条："阳明中风，脉弦浮大……外不解，病过十日，脉续浮者，与小柴胡汤。"

[按] 以"阳明中风"冠名。"中风"，是指邪气的性质，乃阳明病又受阳邪，形成三阳并病，脉大，为阳明热盛，弦为少阳，浮为太阳。虽病程已过十日，然脉已由弦浮大转为脉浮，此浮主表，故云表未解，予小柴胡和解表里。

（12）《伤寒论》第232条："脉但浮，无余证者，与麻黄汤。"

[按] ①"脉但浮"，此接上条，仅为脉浮，而不兼弦、大等脉，此浮当主表，与麻黄汤，此为省略之笔。仅脉浮，尚不可贸然与麻黄汤。尚须浮而兼紧，症见寒热、无汗、头身痛等，方可与之。

②"无余证者"，不是没有其他症状，麻黄汤证就应有寒热、无汗、头身痛等。古症、证不分，"脉但浮，无余证"，是指仅有太阳伤寒一证，而没有其他的合并证。此处之"证"，是

指证，而非症。无余证，不等于无余症，既用麻黄汤，就应有麻黄汤的症状和体征。

（13）《伤寒论》第235条："阳明病，脉浮，无汗而喘者，发汗则愈，宜麻黄汤。"

[按] ①"脉浮，无汗而喘者，发汗则愈，宜麻黄汤。"据此描述，当为寒束于表，故无汗脉浮；肺失宣降而喘，故予麻黄汤，汗出而愈。此浮主表。

②何以冠名为阳明病，而不以太阳病相称？当伴有阳明胃家实的见证，否则何以冠之阳明病。阳明证何来？肺气不降，则胃气逆。肺气不降，则手阳明大肠之腑气不通，致有阳明见证，而以阳明病冠之。何以不予双解法如防风通圣散，而仅予麻黄汤？因脉浮，并无里实的脉沉实，料其阳明腑证亦由肺气不宣所致，故抓其主要矛盾，径予麻黄汤治之而愈。

（14）《伤寒论》第276条："太阴病，脉浮者，可发汗，宜桂枝汤。"

[按]"脉浮者，可发汗，宜桂枝汤"，显系太阳表证，为何以"太阴病"为名冠之？此必有太阴之见证，又有太阳之表证。桂枝汤本为补中益胃、阴阳双补之轻剂，用之于正虚外感者，扶正祛邪，故用于太太合病或并病者，甚宜。

（15）《伤寒论》第394条："伤寒差以后，更发热，小柴胡汤主之。脉浮者，以汗解之；脉沉实者，以下解之。"

[按] 差后发热，当下还是当汗，以何为据？仲景以脉为据，脉浮在表，以汗解之；脉沉实在里，以下解之，此即平脉辨证，具有普遍的指导意义。

（16）《金匮要略·脏腑经络先后病脉证》："病人脉浮者在前，其病在表；浮在后，其病在里，腰痛背强不能行，必短气而极也。"

[**按**]此以脉定证。在疾病发生、发展、变化的过程中，始病即见浮脉，昭示此病在表，以浮主表也。

若久病见脉浮，此浮主里，可分虚实两类：一是里热外淫，脉见浮；一是里虚，阳气浮越于外而脉浮。虚实之要，以脉之沉取有力无力别之。

（17）《金匮要略·脏腑经络先后病脉证》："风令脉浮"。

[**按**]风为阳邪而善行，主升浮、主动，风鼓荡气血，气血外达而脉浮。

"风"在中医典籍中，含义甚广，约而言之，自然界有正风、邪风；在人体，有外风与内风之分；内风有实风、虚风之分。风令脉浮者，外风内风、虚风实风皆可脉浮。所以，临床见脉浮，还要四诊合参，确定其证。

（18）《金匮要略·痉湿暍病脉证》："风湿脉浮身重，汗出恶风者，防己黄芪汤主之。"

[**按**]风性轻扬主升浮而脉浮，腠理开疏而汗出恶风，湿性重浊而身重。然以方测证，芪、术、甘健脾化湿复卫阳，防己利小便除湿，此证当为风湿蕴阻且气虚表疏，卫阳不固。其脉浮，必按之虚。

（19）《金匮要略·肺痿肺痈咳嗽上气病脉证治》："咳而脉浮者，厚朴麻黄汤主之。"

[**按**]此以脉定证。咳因甚多，外感内伤，虚实寒热，五脏六腑皆能令人咳，非独肺也，此咳究为何因而咳？仲景并未描述他症，突出以脉定证。

以方测证，厚朴麻黄汤与小青龙加石膏汤似，宣肺化饮，佐以清热，故此脉浮当浮弦略数。

（20）《金匮要略·五脏风寒积聚病脉证并治》："心中寒者，其人苦病心如噉蒜状，剧者心痛彻背，背痛彻心，譬如虫蛀。其脉浮者，自吐乃愈。"

［**按**］此乃中于寒而胸痹，轻者如噉蒜状，懊憹无奈；重者胸背相引而痛。其脉浮，邪尚浅，且有外出之机。自吐者，正气强，驱邪外出而愈。吐犹汗，引而越之。

（21）《金匮要略·消渴小便利淋病脉证并治》："脉浮，小便不利，微热消渴者，宜利小便发汗，五苓散主之。"

［**按**］消渴、小便不利，乃水阻三焦；热而脉浮，乃表邪未解，浮主表。水热互结，治当分消，故利小便发汗，予五苓散。

（22）《金匮要略·水气病脉证并治》："风水其脉自浮，外证骨节疼痛恶风。皮水，其脉亦浮。"

［**按**］风水者，水为风激，水扬溢于外而脉浮；皮水者，水行皮中而脉浮。水在表者，当以汗解。

（23）《金匮要略·水气病脉证并治》："风水恶风，一身悉肿，脉浮不渴，续自汗出，无大热，越婢汤主之。"

［**按**］此风水相激，溢于肌表，当开鬼门以散肿。用石膏，因内有热。本当脉浮而渴，反不渴者，水蓄也。

（24）《金匮要略·水气病脉证并治》："水之为病，其脉沉小属少阴；浮者为风，无水虚胀者为气，水发其汗即已。"

［**按**］水在表而脉浮，乃风水相激，故以汗解，开达玄府。

（25）《金匮要略·黄疸病脉证并治》："酒黄疸者，或无热，清言了了，腹满，欲吐鼻燥，其脉浮者，先吐之。"

［**按**］酒疸乃湿热蕴蒸所致。湿热上蒸而欲吐鼻燥，欲吐且脉浮乃邪搏于上，当引而越之，因势利导，故先吐之。

（26）《金匮要略·黄疸病脉证并治》："诸病黄家，但利其小

平脉辨证仲景脉学

便，假令脉浮，当以汗解之，宜桂枝加黄芪汤主之。"

[**按**] 湿热为黄，脉浮者，邪在表，宜从汗解，加黄芪以助正祛邪，汗而不伤卫。

2. 热盛于外而脉浮

（1）《伤寒论》第 115 条："脉浮热甚，而反灸之，此为实。"

[**按**] 热甚逼迫气血于外而脉浮，反予灸之，实其实，故误。此浮，乃指脉位而言，必因热盛而浮，此浮，当兼数大。

（2）《伤寒论》第 154 条："心下痞，按之濡，其脉关上浮者，大黄黄连泻心汤主之。"

[**按**] 热壅中焦故关上浮，此浮当按之有力，可兼滑数大。

（3）《伤寒论》第 201 条："阳明病，脉浮而紧者，必潮热发作有时。但浮者，必盗汗出。"

[**按**] 阳明病，有太阳阳明，太阳未罢，而脉浮紧，热入阳明而潮热。此浮紧，必按之沉实，与单纯太阳伤寒有别。

"但浮者，必盗汗出"。阳明病但浮无紧，乃热已传里而表证除，此浮乃里热外淫。卫气日行于阳，夜行于阴，热入阳明，里热已盛，入夜卫阳又入，里热更盛，故蒸迫津液而盗汗。此浮，仅指脉位而言，并非浮脉，其浮，必兼数大且沉实之象，主热盛也。

（4）《伤寒论》第 227 条："脉浮发热，口干鼻燥，能食者则衄。"

[**按**] 发热、口干鼻燥、衄，皆热盛所致；脉浮者，亦阳盛而浮。其浮，当兼数大有力。

3. 正虚脉浮

（1）《伤寒论》第 29 条："伤寒脉浮，自汗出，小便数，心烦，微恶寒，脚挛急，反与桂枝欲攻其表，此误也，得之便厥，咽中干，烦躁吐逆者，作甘草干姜汤与之，以复其阳。"

[**按**]"作甘草干姜汤与之，以复其阳"，必属阳虚无疑。阳虚而脉浮，乃虚阳浮动，阳虚而恶寒，肌表不固而汗出，筋失温煦而脚挛急，上虚不能制下而便数，心无所倚而烦。此浮，必按之虚。以脉浮、恶寒、自汗而误以为太阳表虚，予桂枝汤发其汗则逆。

（2）《伤寒论》第113条："形作伤寒，其脉不弦紧而弱，弱者必渴，被火必谵语。弱者发热，脉浮，解之当汗出而愈。"

[**按**]①"形作伤寒"，必见伤寒表证，然非伤寒。何以知之？伤寒脉当弦紧，此不见弦紧，反见弱脉，虽有伤寒之症，亦非伤寒，故曰"形作伤寒"。

脉弱，乃阳气虚也。正气虚者，亦可出现恶寒发热、头身痛等症，颇似外感，实为内伤，故李东垣有《内外伤辨》。

阳气虚者，何以出现类似外感表证？阳虚不能温煦而恶寒；阳气虚，气化不利，津液不得上承而渴；阳气虚，气浮或阳浮而发热脉浮。

若阳气虚而感寒者，可在阳气虚馁的基础上，出现外感表证，但其脉当浮弦紧，沉而无力，太少两感者即是，太阴伤寒、中风者亦是。伤寒无汗，若阳气虚而阳浮动，或气虚而浮时，则可汗出、恶寒、发热、汗出、身痛、脉浮。此时当扶正以祛邪，或扶正佐以辛散祛邪，视其正虚与客邪之轻重而权衡，如276条所云："太阴病，脉浮者，可发汗，宜桂枝汤。"若仅是脉弱，并无浮弦紧，则纯为正虚，而无外邪，温阳益气可也。

②"解之当汗出愈"，为什么汗出则愈？出的是什么汗？

汗分正汗与邪汗两类（详见拙著《汗法临证发微》）。邪汗是邪迫或正虚不固而汗；正汗是阴阳调和而汗。

只有正汗出，才可据正汗而推断阴阳已和，故病愈，此即测汗法。若为邪汗出，则可推知阴阳未和，病未愈。

汗之出，有两种：一是用发汗法，令其汗出；一是调其阴阳，不汗而汗。即发汗原无定法，八法皆可令其汗出。

（3）《金匮要略·中风历节病脉证并治》："治病如狂状，妄行独语不休，无寒热，其脉浮。"

［按］此脉浮，乃阴虚而阳浮，依方测证可知之。方用防己、甘草、桂枝酒浸取汁，合仅八分，轻清以散邪；而生地黄重用至二斤，养阴除热。

（4）《金匮要略·血痹虚劳病脉证并治》："男子面色薄，主渴及亡血，卒喘悸，脉浮者，里虚也。"

［按］此亡血而脉浮，必浮而虚。

（5）《金匮要略·消渴小便利淋病脉证并治》："寸口脉浮而迟，浮即为虚，迟即为劳，虚则卫气不足，劳则荣气竭。趺阳脉浮而数，浮即为气，数即消谷而大坚，气盛则溲数，溲数则坚，坚数相搏，即为消渴。"

［按］本条两度言浮脉，一为"浮即为虚"，一为"浮即为气"。

"浮即为虚"：虚乃正气虚，阴虚不能制阳而阳浮，血虚不能守气而气荡，阴盛格阳而阳越，气虚不能固其位而气散，皆可脉浮，当依其兼脉及其他三诊而权衡之。

"浮即为气"：气属阳，此指阳盛，鼓荡气血外达而脉浮，此为实，故消谷、大坚、溲数、消渴。

（6）《金匮要略·黄疸病脉证并治》："尺脉浮为伤肾。"

［按］肾主蛰，封藏之本，脉应沉，其浮者，乃阳浮。阳何以浮？阴虚不能制阳而阳浮，阴盛格阳而脉浮，土虚不能制阴

火而脉浮，湿热下流而脉浮，凡此，皆伤肾，究为何伤肾，尚须仔细分辨。

（7）《金匮要略·惊悸吐衄下血胸满瘀血病脉证治》："尺脉浮，目睛晕黄，衄未止。"

［按］热伤阳络血上溢为衄，热熏于上而目晕黄。此热，或为实热，或为虚热，以沉取有力无力别之。

4. 寒格脉浮

（1）《伤寒论》第166条："病如桂枝证，头不痛，项不强，寸脉微浮，胸中痞硬，气上冲喉咽不得息者，此为胸中有寒也，当吐之，宜瓜蒂散。"

［按］①"寸微浮"，微乃略浮或稍浮之意。寸何以浮？因胸中有寒，寒格阳浮而寸浮。《灵枢·决气》云："上焦开发，宣五谷味，熏肤、充身、泽毛"，寒踞胸中，上焦不得开发，营卫不和，故见寒热、自汗等症，类似桂枝汤证，然头不痛，项不强，又非桂枝汤证。此脉虽浮，然按之必弦紧有力，有别桂枝汤之阳浮而阴弱，故非桂枝汤之脉。且寒踞胸中，必有胸部的见症，故胸中痞硬、气上冲喉不得息等，此断非桂枝汤证。

②寒踞胸中而寸浮，那么，寒踞中焦，关脉浮否？寒踞下焦，尺脉浮否？可！但此浮，仅指脉位而言，且必兼沉弦紧实之脉。

③寒踞格阳而脉浮，那么，其他邪气盘踞于里能否出现脉浮？可！

脉乃血脉，血以充盈，气以鼓荡。血属阴，气属阳，气血亦即阴阳也。阳主动，主升浮；阴在内，主静，阳之守也。阳动于外则脉浮。

倘邪气盘踞，阻隔阴阳气血的循行，则阴阳不相顺接，阳拒于外，则脉皆可浮。此邪，当包括六淫、七情、气血、痰食。

④邪阻，本应气机郁遏不畅，脉当沉，何以脉浮？当气机郁滞时，脉则沉；当邪阻而阴阳升降出入乖戾，阴阳不能顺接，不能相交时，亦可出现脉浮。此浮，必有兼脉，寒者兼紧，热者兼数，痰者兼滑，湿者兼濡等。

若同为寒客肌表，可沉紧，亦可浮紧，二者有何不同？沉紧者，寒痹重；浮紧者，寒痹轻，阳气尚可外达。病机一也，轻重有别。

（2）《金匮要略·五脏风寒积聚病脉证并治》："心中寒者，其人苦病心如噉蒜状，剧者心痛彻背，背痛彻心，譬如虫注，其脉浮者，自吐乃愈。"

［按］心中如噉蒜状者，寒束于外，火郁于内，懊憹无奈，心背彻痛。脉浮者，邪有外达之势，正气驱邪外出而自吐之，宣达上焦，驱邪外出。

5. 阳复脉浮

《伤寒论》第 327 条："厥阴中风，脉微浮为欲愈，不浮为未欲。"

［按］厥阴乃阴尽阳生之脏，因而有阴阳交争、寒热错杂之证，其转化有阴阳胜负两途。厥阴阳复则脉亦浮，临床可据脉浮起程度来推断证已由阴转阳，以及阳复程度，这就是依脉来判断病势。此浮，当渐浮；若暴浮者，乃阳脱，为阴阳离决，为逆。

（二）浮之兼脉

1. 阳浮而阴弱

《伤寒论》第 12 条："太阳中风，阳浮而阴弱，阳浮者，热自发，阴弱者，汗自出，啬啬恶寒，淅淅恶风，翕翕发热，鼻鸣干呕者，桂枝汤主之。"

[按]"阳浮阴弱"之阴阳，乃指脉位而言。有二解：一是浮为阳，沉为阴；一是寸为阳，尺为阴，本脉当作何解？

若以寸尺解，则此脉乃肾寒而阳浮于上，而非太阳中风之桂枝汤脉。若肾阴虚者，当滋阴潜阳；若肾阳虚者，当引火归原；若肾之阴阳两虚者，当阴阳双补，佐以潜敛。

若以浮沉解此脉，即《脉经》所云："举之有余，按之不足。"此即浮脉，主太阳表虚之桂枝汤脉。阳浮为风邪犯表，阴弱乃里之正虚。这种病人，临床多见，平素阳或气略不足，又有外邪客于肌表，遂成阳浮阴弱之脉。治当扶正祛邪，桂枝汤益中气、调营卫而解肌，属扶正祛邪之祖方。

2. 浮弱

（1）《伤寒论》第42条："太阳病，外证未解，脉浮弱者，当以汗解，宜桂枝汤。"

[按]脉浮，当然是轻取之脉象；弱肯定是沉取或中取之脉象，此即"举有之余，按之不足"之浮脉脉象，此与第12条之阳浮而阴弱之象意同。弱，即里之正气不足；浮主表，此属虚人外感之证。

（2）《金匮要略·黄疸病脉证并治》："酒疸下之，久久为黑疸，目青面黑，心中如啖蒜状，大便正黑，皮肤爪之不仁，其脉浮弱，虽黑微黄，故知之。"

[按]此条医家所云不一，或云误下伤脾湿热蕴蒸，或误下伤肾血内蓄。究为何证？脉浮弱，知正气已虚。正如《金匮要略》所云："黑疸其腹胀如水状，大便必黑，时溏，此女劳之病。"女劳伤肾，正虚可知，治当扶正为主。至于或湿热未尽，

或瘀血不行，亦在扶正基础上兼之可也。

（3）《金匮要略·惊悸吐衄下血胸满瘀血病脉证治》："病人面无色，无寒热，脉沉弦者衄。脉浮弱手按之绝者，下血。烦渴者必吐血。"

［按］脉浮弱按之绝，且面色败，乃正气脱也。其衄血、下血、吐血，皆因正衰不摄而血妄行。

（4）《金匮要略·血痹虚劳病脉证并治》："男子脉浮弱而涩，为无子，精气清冷。"

［按］浮为脉位，轻取可得，乃阳气浮动。按之则弱且涩，弱乃沉细无力，为阳气衰；涩乃脉来细迟短且往来难，主精血亏，弱涩并见，为阴阳双亏，故精气精冷无子。除此而外，尚可见腰酸膝软、头眩肢冷等诸多虚衰之象。

3. 浮虚

（1）《伤寒论》第 240 条："脉浮虚者，宜发汗。发汗宜桂枝汤。"

［按］此浮虚，与 42 条之浮弱意同。弱乃沉细无力，阳气虚；虚乃浮大无力，阳气虚而虚阳浮动。二者虽皆为阳气虚，然有虚阳浮与未浮之别。阳气虚者，宜温阳益气；阳气浮者宜加潜敛之品，以防阳脱。

（2）《金匮要略·痉湿暍病脉证》："伤寒八九日，风湿相搏，身体疼烦，不能自转侧，不呕不渴，脉浮虚而涩者，桂枝附子汤主之。"

［按］身疼烦，脉浮虚而涩，此疼，必正虚而风湿侵袭经络。不呕、不渴者，无少阳阳明见证。以桂枝附子汤温阳通经。

（3）《金匮要略·五脏风寒积聚病脉证并治》："肺死脏，浮之虚，按之弱如葱叶，下无根者死。"

［**按**］肺真脏脉，《素问·平人气象论》云："死肺脉来，如物之浮，如风吹毛，曰肺死"；《素问·玉机真脏论》曰："真肺脉至，大而虚，如以毛羽中人肤。"本条称之为"浮之虚，按之弱如葱叶，下无根者死"，而根本已竭，真气浮散于外也。

4. 浮大

（1）《伤寒论》第30条："寸口脉浮而大，浮为风，大为虚，风则生微热，虚则两胫挛，病形象桂枝，因加附子参其间，增桂令汗出，附子温经，亡阳故也。"

［**按**］①"病形象桂枝，因加附子参其间"，此即桂枝加附子汤意。其脉浮虚而涩与本条脉同。

②脉何以浮而大？亡阳故也。阳衰故虚，阳浮则大，其浮大，必按之虚。桂枝汤加附子以回阳，增桂以通经。

（2）《伤寒论》第132条："结胸证，其脉浮大者，不可下，下之则死。"

［**按**］结胸证，乃热入与水相结，见膈内拒痛，按之石硬，短气躁烦，心中懊侬。结胸证，本当脉沉实有力，而脉浮大，乃表邪未解，里未成实，邪尚有外达之机，故禁下，误下里虚邪陷，故死。

（3）《伤寒论》第268条："三阳合病，脉浮大，上关上，但欲眠睡，目合则汗。"

［**按**］脉浮大，大为阳明热盛，浮为太阳热盛；上关上，乃热盛于上，自关至寸皆浮大而长；脉长直浮大乃少阳热盛。热盛扰心而欲眠睡，目合则阳入里蒸阴而汗。

（4）《金匮要略·疟病脉证并治》："疟脉……浮大者可吐之。"

［**按**］尤在泾云："浮大，知邪在高分，高者引而越之，故

可吐。"

（5）《金匮要略·血痹虚劳病脉证并治》："劳之为病，其脉浮大，手足烦，春夏剧，秋冬差，阴寒精自出，酸削不能行。"

[按] 劳病脉浮大，阳气浮也，必按之虚。阳浮于手足而手足烦，阳不固而精自出，骨失养而酸削不能行。

（6）《金匮要略·肺痿肺痈咳嗽上气病脉证治》："上气面浮肿，肩息，其脉浮大不治，又加利尤甚。"

[按] 上气者，气奔于上，有升无降，脉浮大，必按之虚，气脱矣，故不治。又加利者，下竭也，故尤甚。

（7）《金匮要略·腹满寒疝宿食病脉证》："人病有宿食，何以别之。师曰：寸口脉浮而大，按之反涩，尺中亦微而涩，故知有宿食，大承气汤主之。"

[按] 脉浮大者，阳气盛也；按之反涩者，乃土燥水竭，以大承气急下存阴。按之虽涩，亦必有力。

5. 浮洪

《金匮要略·水气病脉证并治》："脉浮而洪，浮则为风，洪则为气，风气相搏，风强则为瘾疹，身体为痒，痒者为泄风，久为痂癞。气强则为水，难以俯仰，风气相击，身体洪肿，汗出乃愈，恶风则虚，此为风水。不恶风者，小便通利，上焦有寒，其口多涎，此为黄汗。"

[按] 本条提出瘾疹、风水、黄汗的鉴别。

①瘾疹：风性轻扬，风胜则脉浮大，风淫肌肤而瘾疹。

②风水：风荡而水扬，水溢肌肤而洪肿，其脉浮洪，此为风水。恶风则虚，乃表气虚。

③黄汗：虽状如风水，然脉沉，知非风水。

6. 浮细

《伤寒论》第36条:"太阳病,十日去,脉浮细而嗜卧者,外已解也。"

[按] 太阳病,外已解,脉浮细,乃邪退正未复,故尔脉浮细、嗜卧。见此,可静养,或饮食调补,亦可稍用复元之品,视其具体情况而斟酌之。

7. 浮而细滑

《金匮要略·痰饮咳嗽病脉证并治》:"脉浮而细滑,伤饮。"

[按] 浮细而滑者,浮细正气不足,滑乃饮之征,故曰伤饮。

8. 浮紧

(1)《伤寒论》第38条:"太阳中风,脉浮紧,发热恶寒,身疼痛,不汗出而烦躁者,大青龙汤主之。"

[按] ①太阳中风,本当脉浮缓,何以脉浮紧?据寒热、身痛、无汗、脉浮紧,是典型的太阳伤寒证,何以不称太阳伤寒而曰太阳中风?

医家多以风与寒可互用解,而风为阳邪,寒为阴邪,性质迥异,焉能互用?盖此条本为伤寒,又感阳邪,故尔烦躁。此处之中风,是指邪的性质而言,即兼热邪也。

②浮紧,乃寒束肌表使然。

(2)《伤寒论》第46条:"太阳病,脉浮紧,无汗发热、身疼痛,八九日不解,表证仍在,此当发其汗……麻黄汤主之。"

[按] 本太阳病,已八九日,虽已过经,然脉仍浮紧,且无汗发热、身痛,知表证犹在,仍当以汗解,予麻黄汤。此浮紧乃表寒之脉。

(3)《伤寒论》第47条:"太阳病,脉浮紧,发热,身无汗,自衄者愈。"

[**按**]脉浮紧，表寒也。表闭，阳郁上灼，伤其阳络而为衄。衄，乃红汗出，使邪有出路之谓，故衄者愈。

（4）《伤寒论》第50条："脉浮紧者，法当身疼痛，宜以汗解之。"

[**按**]脉浮紧，乃寒邪束表，营卫不通而身痛，故当汗解。

（5）《伤寒论》第55条："伤寒脉浮紧，不发汗，因致衄者，麻黄汤主之。"

[**按**]伤寒脉浮紧，乃寒束于表，卫阳被郁，本当汗解。然未汗，郁热不得外达而上灼，故衄。得衄后，有的因衄而解，如第47条；有的虽衄表未解，仍当汗解，予麻黄汤主之。

（6）《伤寒论》第108条："伤寒腹满谵语，寸口脉浮而紧，此肝乘脾也，名曰纵，刺期门。"

[**按**]①五行相乘，乘其所胜者曰纵；乘其所不胜者曰横。此肝乘脾，乃肝乘其所胜，故曰纵。肝乘脾，可因木亢而乘土，亦可因土虚而木乘，二者一虚一实。

②期门乃肝之募穴，刺之以泻肝，此必肝亢而乘脾，所以刺期门以泻肝。

③何以"寸口脉浮而紧"？浮而紧，乃脉痉也。《金匮要略》："夫痉脉按之紧如弦，直上下行。"《脉法》云："脉浮而紧者，名曰弦也。"弦为肝之脉，木亢克土也。

（7）《伤寒论》第151条："脉浮而紧，而复下之，紧反入里，则作痞，按之自濡，但气痞耳。"

[**按**]浮紧表寒。下后胃虚，紧反入里，乃寒陷于里，气机痞塞，升降失司，故为痞。

（8）《伤寒论》第189条："阳明中风，口苦咽干，腹满微喘，发热恶寒，脉浮而紧。若下之，则腹满小便难也。"

[按] 此三阳合病，口苦咽干，少阳也；腹满微喘，阳明也；发热恶寒，脉浮紧，太阳也。

虽三阳合病，然脉浮紧，示表寒重。治当先表后里，或表里双解，反予下之，里虚寒陷，气化失司，故腹满小便难。

既为三阳合病，何曰阳明中风？此病虽有阳明证之表现，然非纯为阳明证，乃太阳为重，亦须鉴别耳。

（9）《伤寒论》第201条："阳明病，脉浮而紧者，必潮热发作有时；但浮者，必盗汗出。"

[按] ①既以"阳明病"冠之，必有阳明胃家实的特征。潮热，乃阳明病之热型，示已然胃家实。其他特征未详述，乃省略之笔。

②既为阳明病，何以脉浮紧？浮主表，乃里热外淫。紧本主寒，此仅其一也，紧亦主郁。

致郁之因，邪阻正虚皆可致郁。然实证之郁，皆为邪阻使然。此邪，包括六淫七情及气血痰食等内生之邪。邪阻气机郁遏不畅或不通，经脉失却阳之温煦、阴血之濡养，致经脉拘急而为紧。邪阻者，紧而有力；正虚者，紧而无力。由此可知，紧非皆寒，寒仅是致脉紧的诸多原因之一，并非全部。

本条为阳明腑实而阻闭气机，随邪阻程度不同，脉可见弦紧沉细涩小迟乃至厥。气机不通，而见肢厥，通体皆厥，其状如尸。此紧，按之必有一种躁动不肯宁静之感，因阳热内郁，阳主动，故尔躁。浮而紧者，乃邪郁轻者。

临床见浮紧之脉，究竟诊为寒证还是阳明腑实证？除紧之兼脉有别外，亦应四诊合参。若确有表寒证者，此浮紧主表寒；确有阳明腑实证者，此浮紧主胃家实。

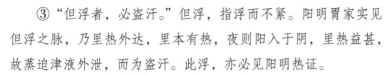

③"但浮者，必盗汗。"但浮，指浮而不紧。阳明胃家实见但浮之脉，乃里热外达，里本有热，夜则阳入于阴，里热益甚，故蒸迫津液外泄，而为盗汗。此浮，亦必见阳明热证。

（10）《伤寒论》第221条："阳明病，脉浮而紧，咽燥口苦，腹满而喘，发热汗出，不恶寒反恶热，身重。若发汗则躁，心愦愦反谵语；若加温针，必怵惕烦躁不得眠；若下之，则胃中空虚，客气动膈，心中懊侬，舌上胎者，栀子豉汤主之。"

[按] ①此以"阳明病"为名冠之，且见咽燥口苦、腹满而喘、发热汗出、但热不寒、身重等症，证属阳明无疑。但阳明证，有阳明腑实者，有阳明经热者，有阳明热郁者。本条方用栀子豉汤，乃辛开苦降之剂，清透胸膈郁热之方。热郁胸膈，胃中无燥屎，故云胃中空虚。

既为胸膈郁热，则汗之助热伤津，温针火逆，下之伤胃，皆非所宜，故用栀子豉汤清透郁热。

②舌上胎者，可理解为有舌苔。是什么样的苔？仲景未详述。舌诊昌于温病，《伤寒论》言舌者仅寥寥数条。可见，仲景辨证论治，并不以舌诊为重，而是以脉诊为重。舌诊于《温病学》中论之详尽，且在温病的诊治中占有重要价值。近有以舌诊为辨证论治的主要凭据来治疗杂病，则欠妥当。杂证中舌证不符合者逾半，故以舌诊为诊治的主要依据者，必产生系统性误差。

③阳明病，何以脉浮紧？此紧乃邪阻气郁使然；其浮，乃所郁未甚，热有外达之机，故脉浮紧。然此浮紧，按之必有躁数之感，且有阳明证之见症，不可误为表寒证。

（11）《金匮要略·中风历节病脉证并治》："寸口脉浮而紧，紧则为寒，浮则为虚。寒虚相搏，邪在皮肤。浮者血虚，脉络空虚，贼邪不泻，或左或右，邪气反缓，正气即急，正气引邪，喝僻不遂。邪在于络，肌肤不仁；邪在于经，即重不胜；邪入于腑，即不识人；邪入于脏，舌即难言，口吐涎。"

[按] 此言中风之邪中经络脏腑者，何以邪中脏腑经络？乃正虚所致。经络正虚，则邪中经络；脏腑正虚，则邪中脏腑，此即"邪之所凑，其气必虚"，哪儿正虚，邪就中于哪儿。

何以脉浮紧？此浮，必按之无力，乃正虚阳气外浮；此紧，乃经脉失于阳之温煦、阴血之濡养，必紧而按之无力。因虚而浮紧，自别于寒束肌表之浮紧有力。

（12）《金匮要略·水气病脉证并治》："太阳病，脉浮而紧，法当骨节疼痛，反不疼，身体反重而酸，其人不渴，汗出即愈，此为风水，恶寒者，此为极虚，发汗得之。"

[按] ①风水者，水在肌肤，位居太阳，故以太阳病冠之。此处之"太阳"，是指病位而言，非太阳证。

②脉浮而紧，本为太阳伤寒之脉，然无寒热、头身疼、无汗等症，知非太阳伤寒。水湿阻遏，阳气不运而身酸重。脉失阳之温煦而紧，邪在表而脉浮，然此浮紧，必按之无力，以其极虚也。

③"汗出即愈"，此汗出，是狭义汗法，还是广义汗法？狭义汗法是指用发汗剂而汗出者；广义汗法，是调其阴阳，不汗而汗者。此汗，当指广义汗法，而非狭义汗法。正汗出，知阴阳已和，故愈。

本条以"极虚"而水蓄，故欲汗出，必温阳益气而后汗，非狭义发汗法所宜。

9. 浮缓

（1）《伤寒论》第39条："伤寒脉浮缓，身不疼，但重，乍

162

有轻时，无少阴证者，大青龙汤发之。"

［按］①本条以"伤寒"为名冠之，乃指广义伤寒而言。伤寒有五，此指伤湿者。湿着肌表，阳气不运而身重，阳与湿争而乍有轻时。

②脉浮缓者，浮主表，缓主湿。

③湿着肌表，当开达玄府以祛邪；阳内郁而热，大青龙清之，外宣内清，表里双解。

《金匮要略·痉湿暍病脉证》："风湿相搏，一身尽疼痛，法当汗出而解。"《金匮要略·痰饮咳嗽病脉证并治》："病溢饮者，当发其汗，大青龙汤主之，小青龙汤亦主之。"汗之，不可大汗，当微微似欲汗出，风湿俱去。

（2）《伤寒论》第187条："伤寒脉浮而缓，手足自温者，是为系在太阴，太阴者，身当发黄。"

［按］此太阴病，湿热相蒸。脉浮而缓者，里热外淫而脉浮，湿盛则脉缓。

何以脉浮缓，不以太阳中风论之，而以太阴湿热视之？盖无发热恶风、头身痛、自汗出等见症，反见小便不利，身黄，以及身重、嗜睡、精神不振、腹满不欲食等，故诊为湿热困脾。仲景未详述者，省略之笔也。

（3）《伤寒论》第278条："伤寒脉浮而缓，手足自温者，系在太阴，太阴当身发黄，若小便自利者，不能发黄。"

［按］此与187条意同。

（4）《金匮要略·黄疸病脉证并治》："寸口脉浮而缓，浮则为风，缓则为痹，痹非中风，四肢苦烦，脾色必黄，瘀热以行。"

［按］脉浮而缓，浮为风，风为阳邪；缓主湿，为阴邪，风

163

与湿合而痹。痹者，闭也，乃湿热困脾。脾主四肢，脾不转输，清阳不得实四肢，故四肢苦烦；湿热蕴蒸而脾色黄。

10. 浮数

（1）《伤寒论》第49条："脉浮数者，法当汗出而愈。若下之，身重心悸者，不可发汗，当自汗出乃解。"

[按] 浮数脉，外感表热可见，里热外淫亦可见。若浮数按之虚者，乃正气外浮。脉浮数可汗而解之者，当属外感表热。

（2）《伤寒论》第52条："脉浮而数者，可发汗，宜麻黄汤。"

[按] 脉浮而数，且宜汗解，用麻黄汤者，必浮紧而数。单纯浮数脉，当辛凉宣透，不可用麻黄汤。

（3）《伤寒论》第57条："伤寒发汗已解，半日许复烦，脉浮数者，可更发汗，宜桂枝汤。"

[按] 脉浮数，烦，且须汗解者，表热可知。浮数且烦者，里热外淫亦可见，此时用桂枝汤辛温发汗之剂，尚须斟酌，桂枝下咽，阳盛则毙。当辛凉宣透，参温病相关方剂更妥，吾常用新加升降散治之，颇感应手。

（4）《伤寒论》第72条："发汗已，脉浮数，烦渴者，五苓散主之。"

[按] 此条过简，尚须分析。

①已汗，脉仍浮数，乃表热未解。从所用方剂来看，当有湿蕴，湿热相合，湿不去，热难除，故虽汗脉仍浮数，表热不解。

②汗后烦渴，烦乃热扰于心。渴，或汗后津伤，当清热生津；或伤阳不能气化而渴，当温阳气化；或湿阻，津液不布而渴，当祛湿通利三焦。此证应为湿热相合，表热不解，三焦气化不

利，治宜分消走泄。正如叶天士所云："或透风于热外，或渗湿于热下，不与热相搏，热必孤矣。"五苓散辛散利湿，亦是分消走泄之法，湿去热孤而热易除。

（5）《伤寒论》第 257 条："病人无表里证，发热七八日，虽脉浮数者，可下之。假令已下，脉数不解，合热则消谷善饥，至六七日，不大便者，有瘀血，宜抵当汤。

《伤寒论》第 258 条："若脉数不解，而下不止，必协热便脓血也。"

[**按**] ①此第 257 条与第 258 条合论。《伤寒论》古本并无条文序号，乃后人为便阅读查检，才标以序号。从文义来看，此二条应属同一条，故合论之。

②为何合论之？从文义来看，这是浮数脉的三变。脉浮数且可下之，是里热外淫。下之不愈，改下瘀血之抵当汤；抵当汤不愈，又改从协热利治之。这体现了即使医圣，对有些病证也不是判断得那么准，一锤定音。如阳明热结，先用小承气试试，是否转矢气，即典型的试验疗法，此二条亦是。

（6）《伤寒论》第 363 条："下利，寸脉反浮数，尺中自涩者，必清脓血。"（复见于《金匮要略·黄疸病脉证并治》）

[**按**] 寸以候阳，尺以候阴。寸浮数乃阳盛，尺涩阴亏。阳盛不解，下乘其阴，伤其血络而便脓血。

（7）《金匮要略·腹满寒疝宿食病脉证》："病腹满，发热十日，脉浮而数，饮食如故，厚朴七物汤主之。"

[**按**] 发热、脉浮数，表有邪也；腹满而饮食如故，乃胃热气滞而腹满，热盛消谷则能食，此表里皆热。厚朴七物汤乃桂枝汤与小承气汤加减，表里双解之方。

（8）《金匮要略·消渴小便利淋病脉证并治》："趺阳脉浮而

数，浮即为气，数即消谷而大坚，气盛则溲数，溲数则坚，坚数相搏，即为消渴。"

[按] 趺阳胃脉，浮而数且有力者，乃胃盛也。热盛则消谷善饥且便坚，热盛迫津而溲数。溲数则坚之"消"，指热盛消谷而言；坚数相搏之"坚"，指热盛便坚而言。热盛津伤，故为消渴。

（9）《金匮要略·水气病脉证并治》："趺阳脉浮而数，浮脉即热，数脉即止，热止相搏，名曰伏。沉伏相搏，名曰水。"

[按] 本条以脉言水病之机。趺阳脉浮而数，若按之有力者，此浮数为胃热盛，故曰"浮脉即热"。由浮数之脉而变为沉伏，何也？沉伏，乃邪遏气机滞塞，气血不得外达而脉转沉伏。何邪所阻？文中明确指出为水也。热邪内陷，与水相结，致气机滞塞而脉转沉伏。"数脉即止"何意？当为浮数之脉止，因已变为沉伏之脉，故曰浮数之脉已止。

（10）《金匮要略·疮痈肠痈浸淫病脉证并治》："诸浮脉，应当发热，而反洒淅恶寒，若有痛处，当发其痈。"

[按] 浮数阳脉，阳盛当热，反恶寒者，卫阳被遏。热盛壅遏气血，偏着一处而成痈。

11. 寸浮关沉

《伤寒论》第128条："问曰：病有结胸，有脏结，其状何如？答曰：按之痛，寸脉浮，关脉沉，名曰结胸也。"

[按] 结胸乃病发于阳而反下之，热入与水相结，因作结胸。其状，心下硬，膈内拒痛，甚至从心下至少腹硬满而痛不可按，伴项强、懊憹、短气、躁烦等。

寸为阳位，浮为阳脉，胸中热实故寸浮。关以候中，关沉乃水饮结于心下，气机窒塞而沉，不通则痛。

12. 寸浮关小细沉紧

《伤寒论》第 129 条："何谓脏结？答曰：如结胸状，饮食如故，时时下利，寸脉浮，关脉小细沉紧，名曰脏结。"

[**按**] 脏结证如结胸，然结胸实热，属阳证；脏结虚寒，属阴证。

何以寸浮关小细沉紧？寸为阳位，阳气浮动而寸浮，其浮，必按之无力。关主中焦，小细沉紧皆阴脉，主中焦虚寒，亦按之无力。

中焦虚寒，水谷不化而时时下利，何以"饮食如故"？这个"故"，不能作饮食正常解，已然中焦虚寒，何能饮食正常。此"故"应作脏结之前解。中焦虚寒，饮食已差，脏结已成，仍然饮食差，此即如故。

13. 浮而动数

《伤寒论》第 134 条："太阳病，脉浮而动数，浮则为风，数则为热，动则为痛，数则为虚，头痛发热，微盗汗出，而反恶寒者，表未解也。"

[**按**] 浮而动数，浮为表、为阳；动数，即脉数急、脉躁也，乃阳热盛，主病进。《伤寒论》第 4 条云："伤寒一日，太阳受之。脉若静者，为不传……脉数急者，为传也。"外感热病，脉静身凉为愈；脉数急，乃邪盛，为传也。此之浮而动数，即数急之脉，主病进、主传。

14. 浮滑

（1）《伤寒论》第 138 条："小结胸病，正在心下，按之则痛，脉浮滑者，小陷胸汤主之。"

[**按**] 小结胸乃结胸之轻者。脉浮滑者，浮为阳，滑主痰，证属痰热互结于心下。

（2）《伤寒论》第140条："太阳病，下之……脉浮滑者，必下血。"

[按] 太阳病误下，邪热内陷。浮为阳，滑主热、主痰。热陷下迫则下血。

若浮以表解，则必兼表证；若无表证，则为热盛。此浮滑，必按之有力。至于是否下血，不能绝对。

（3）《伤寒论》第176条："伤寒脉浮滑，此以表有热，里有寒，白虎汤主之。"

[按] 里有寒，当为里有热。此浮滑，乃里热外淫。白虎汤为辛凉重剂，可达热出表。

（4）《金匮要略·中风历节病脉证并治》："趺阳脉浮而滑，滑则谷气实，浮则汗自出。"

[按] 趺阳胃脉，浮滑皆阳脉，阳盛蒸迫而汗自出，阳盛于胃而谷气实。热盛鼓荡气血而脉浮滑，此有余之脉。

15. 浮虚而涩

（1）《伤寒论》第174条："伤寒八九日，风湿相搏，身体疼烦，不能自转侧，不呕不渴，脉浮虚而涩者，桂枝附子汤主之。若其人大便硬，小便自利者，去桂加白术汤主之"（此条于《金匮要略》复见）。

[按] 此风湿痹痛，营卫不通而身疼烦。不呕不渴，无少阳、阳明之证。

浮虚而涩者，浮主表、主风，虚乃阳虚、营卫不足，涩为邪阻营卫不通。依其脉，此痹痛当属阳虚营卫不足，风湿外客。予桂枝附子汤，附子温阳散寒，桂枝汤加减通其营卫。若大便硬，乃湿困于脾。小便自利者，膀胱气化尚行，故加术以健脾除湿通便，去桂大可不必。

平脉辨证仲景脉学

（2）《伤寒论》第 247 条："趺阳脉浮而涩，浮则胃气强，涩则小便数，浮涩相搏，大便则硬，其脾为约，麻子仁丸主之。"（《金匮要略》复载）

［按］趺阳胃脉，浮为阳多，胃热；涩则阴气少，脾为之约，不能为胃行其津液，大便则硬。

（3）《金匮要略·呕吐哕下利病脉证治》："趺阳脉浮而涩，浮则为虚，涩则伤脾，脾伤则不磨，朝食暮吐，暮食朝吐，宿谷不化，名曰胃反。脉紧而涩，其病难治。"

［按］脉浮涩，涩者脾胃虚，浮者脾胃气浮。

（4）《金匮要略·疮痈肠痈浸淫病脉证并治》："问曰：寸口脉浮微而涩，法当亡血，若汗出，设不汗出者云何？曰：若身有疮，被刀斧所伤，亡血故也。"

［按］汗血同源，若过汗则伤阴亡血。若虽非过汗，因疮，或刀斧所伤亦亡血，原因虽异，亡血则同。血亡则脉涩，气失依恋而脉浮。

16. 脉浮而迟

（1）《伤寒论》第 225 条："脉浮迟，表热里寒，下利清谷者，四逆汤主之。"

［按］脉迟，当迟而无力，主里虚寒；浮者，乃阳衰虚阳外浮，亦必浮而按之无力。此表热，非外感表热，乃虚阳浮越之热。此热可为自觉身热，欲裸衣、卧地、入井，体温不高，然亦有体温高达 40℃，且持续或断续经月而热者。里虚寒故下利清谷，予四逆汤以回阳。

（2）《金匮要略·消渴小便利淋病脉证并治》："寸口脉浮而迟，浮即为虚，迟即为劳，虚则卫气不足，劳则荣气竭。"

［按］此浮而迟，若沉取无力，则为虚、为劳，荣卫之气

衰矣。

（3）《金匮要略·水气病脉证并治》:"寸口脉浮而迟,浮脉则热,迟脉则潜,热潜相搏,名曰沉。"

[**按**]浮为阳,浮主表,故浮为表热。

"迟则潜",潜有潜藏、潜降之意。其脉当沉伏。

浮与沉,皆指脉位而言,不应并见。此"热潜相搏",乃表热内陷,邪热内伏,阻遏气机,则脉由浮而转沉,且脉亦可由数而转迟。迟固主寒,然亦主热,大承气汤因气闭亦见脉迟。

沉迟而紧且有力者,为寒邪客于里,脉踡缩绌急,致脉沉而痉,治当温散,解之以汗。若沉迟无力者,乃阳虚使然,当予回阳救逆。若脉虽沉迟,然按之总有一种躁动不宁之感,乃热陷内闭,当清透郁热。

此热潜相搏,乃邪热内伏,与水相搏,故浮脉变沉。

17. 浮芤

《伤寒论》第 246 条:"脉浮而芤,浮为阳,芤为阴,浮芤相搏,胃气生热,其阳则绝。"

[**按**]芤乃浮大中空之脉,芤本浮,又言浮而芤,此"浮"字重叠之意。

芤为亡血阴虚,气失依恋而浮动,故脉浮。阴虚生内热,故胃气生热,此热乃虚热。阳气浮散于外而耗散,致阳气绝,此时脉可由浮芤转为微细欲绝。

18. 浮如麻豆,按之益躁疾

《金匮要略·五脏风寒积聚病脉证并治》:"心死脏,浮之实如麻豆,按之益躁疾者死。"

[**按**]《素问·玉机真脏论》云:"真心脉至坚而搏,如循薏苡子,累累然。"此与"浮之实,如麻豆,按之益躁疾者"同。

脉贵和缓，脉已坚搏，则无和缓之象，乃胃气已绝，故死。

19. 浮之大坚，按之如覆杯，洁洁状如摇者

《金匮要略·五脏风寒积聚病脉证并治》："脾死脏，浮之大坚，按之如覆杯，洁洁状如摇者死。"

[**按**] 此脾之真脏脉。《素问·玉机真脏论》："死脾脉来，锐坚如乌之喙，如鸟之距。"意同大坚，如覆杯，已无和缓之象，乃胃气已绝，故死。

20. 浮之坚，按之乱如转丸，益下入尺中者死

《金匮要略·五脏风寒积聚病脉证并治》："肾死脏，浮之坚，按之乱如转丸，益下入尺中者死。"

[**按**] 此肾之真脏脉。《素问·平人气象论》："死肾脉来，发如夺索，辟辟如弹石，曰肾死。"《素问·玉机真脏论》："真肾脉至，搏而绝，如指弹石辟辟然，色黑黄不泽，毛折，乃死。"此与本条所云之浮之坚，如转丸意同，皆无胃气使然。

[**小结**]

浮脉有脉浮与浮脉之分，脉浮是指病位而言，浮脉是指独立的一种脉象。仲景多处论脉浮，多以脉位言之。概括起来，有以下五类：

①表证脉浮：邪客肌表，正气外出，与邪相争于表，脉可浮。正如45条所云："浮为在外。"

②热盛脉浮：表热或里热外淫，鼓荡气血，脉皆可浮，此浮当兼数大。

③邪气阻隔，格阳于外脉可浮：由于邪阻，阴阳不得顺接，格阳于外而脉浮。此种格阳，非阳虚阴盛，虚阳浮越于外而脉浮，乃邪实格阳而脉浮。其邪，可包括六淫七情、气血痰

食。脉虽浮，必有兼脉，临床当据其兼脉及四诊辨证，以确定其病机。

④正虚脉浮：正虚，包括阴阳气血之虚。阳虚者，虚阳浮越可脉浮；气虚者，气不固其位而浮荡致脉浮；血虚者，不能内守而气浮；阴虚者，阴不制阳而阳浮致脉浮。虽脉皆浮，然兼脉不同，临床症状、体征有别，以辨析其脉浮之因。

⑤阳复而脉浮：阳气衰，无力鼓荡血脉，脉可沉细微欲绝。若阳气渐复，脉渐起，为阳复之兆，为病情渐入佳境。若脉由阴脉而暴浮者，乃阳脱，危！

脉浮，是指病位而言，轻手可得曰脉浮。脉浮当有兼脉，依其兼脉以确定其脉浮之因。独立的浮脉是举之有余、按之不足，主表。

浮之兼脉甚多，大致分两类，脉浮按之有力者为实，脉浮按之无力者为虚。然按之强劲搏指，无和缓之象者，此非实脉，乃胃气败也。实者邪气盛，虚者精气夺。至于何邪之盛，何种正气虚，更有虚实相兼者，尚须据其兼脉，四诊合参而断之。

二、沉脉

（一）沉之单脉

1. 沉脉主里亦主表

（1）《伤寒论》第148条："脉沉亦在里也。"

［按］沉主里，然亦主表。脉沉之因，可因冬天阳气潜藏而脉沉，此四季之常，曰冬石。病脉之沉可分虚实两类：实者，邪气阻遏，气血不得外达而脉沉，此沉当有力；虚者，正气虚馁，无力鼓荡血脉而沉，此沉当无力。

平脉辨证仲景脉学

沉虽主里，亦主表。寒邪袭表，因寒主收引凝泣，气血为寒邪所遏，其脉亦沉，正如《四诊抉微》所云："表寒重者，阳气不能外达，脉必先见沉紧。"又云："岂有寒闭腠理，营卫两郁，脉有不见沉者乎。"此沉，当沉而弦紧。

新感温病，邪袭肺卫，脉本当浮，以温邪为阳邪，阳主升、主浮，又外袭卫分，脉本当浮。但征之于临床，发现温病初起，脉亦多不浮，反以沉者为多见。何以温病初起脉亦见沉？因温邪上受，首先犯肺，肺气怫郁，气机不畅而脉沉。此沉，必沉而数有力或沉而躁数。

当然，并非表证不见脉浮，当外邪化热，热郁而伸时，鼓荡气血外达，脉方见浮。若热进一步亢盛，则气血为热所迫而外涌，则脉不仅浮，且呈洪数之象，此时卫已由太阳转入阳明，或由卫分传入气分。

沉脉究竟主表还是主里，尚须四诊合参，以及沉之兼脉而断之。

（2）《伤寒论》第218条："伤寒四五日，脉沉而喘满，沉为在里，而反发其汗，津液越出，大便为难，表虚里实，久则谵语。"

［按］①"沉为在里"，此指脉位而言。脉沉之因，分虚实两类：实者邪遏气血不得外达而脉沉，其邪，包括六淫、七情、气血痰食皆可致沉，当沉而有力；虚者，可因阴阳气血之虚，无力鼓荡气血而脉沉，当沉而无力。

②"沉为在里，反发其汗"。沉主里，然亦主表。寒闭肌表，气血收引凝泣则脉沉，此沉，必按之沉弦紧有力。寒邪直犯三阴者，脉亦可沉紧，或沉紧而无力。这两种沉紧如何区分？寒在表者，当有寒热、头身痛、无汗等；寒犯于里者，当

有脏腑的症状，如寒邪犯胃而脘痛、吐利；寒犯于肺而胸满咳喘；寒犯心脉而胸痛、心悸等。

寒犯肌表而脉沉者，可辛温发汗；寒犯于里而脉沉紧者，亦可辛温发汗；若沉紧而减者，当温阳发汗。所以，脉沉者，并非一概禁汗。

（3）《金匮要略·肺痿肺痈咳嗽上气病脉证治》："咳而脉浮者，厚朴麻黄汤主之。咳而脉沉者，泽漆汤主之。"

［按］此不详于见症，而是以脉定证。脉浮者表邪剧，厚朴麻黄汤与小青龙加石膏大同，散邪蠲饮，重用厚朴平逆气。脉沉者，水饮在里，《本经》泽漆"主大腹水气，四肢面目浮肿。"重用至三升，以逐饮为重。在表者宜散，在里者宜逐，皆因势利导。同为咳嗽，脉不同而证异，治亦有别。

2. 正虚脉沉

（1）《伤寒论》第92条："病发热头痛，脉反沉，若不差，身体疼痛，当救其里，四逆汤。"

［按］此条以"病"为名冠之，包括外感内伤诸病，尽皆适用。

头痛、发热、身痛这组症状，外感可见，正虚者亦可见，何以别之？脉也。仲景曰"脉反沉"，此即以脉定证。

此沉，必按之无力，知为阳虚所致，方可用四逆汤回阳。若沉紧有力者，乃寒凝所致，当温阳散寒。仅仅沉脉，尚不足以断为阳衰，必沉而微细，方可诊断阳虚，而用四逆汤。

（2）《伤寒论》第301条："少阴病，始得之，反发热，脉沉者，麻黄细辛附子汤。"

［按］①这是一张温阳散寒的方子，具深邃奥义。我用于以下三种情况：

　　一是太少两感：既有太阳伤寒之表证，又有少阴阳虚之里证。脉可浮紧按之减，或阳浮紧而尺沉无力。麻黄细辛附子汤可温阳散寒解表，但须酌加辅汗三法令汗。

　　二是并无太阳表证，而是寒邪直犯少阴，且以寒邪为主者，出现阴痛、阴缩、小腹寒痛、小便不利，或寒邪循经而上引起的胸痛、头痛等，此方温阳散寒，可酌加辅汗三法，以汗解之。此为虚实相兼者，既有阳虚，又有寒客，脉当沉弦紧按之减或无力或尺弱。此方温阳散寒，扶正祛邪。兼脾胃阳虚者加干姜，兼气虚者加参芪，兼精血虚者加肉苁蓉、巴戟天、鹿茸、紫河车等，可组成众多扶正祛邪之方，如再造散等。

　　三是阳虚无邪者：阳虚者，阴寒内盛，此阴寒盛，亦可收引凝泣，脉见沉弦紧无力，并见少阴诸症。此证，麻黄细辛附子汤亦可用之，但方义已变，麻黄、细辛不再是发汗，而是启肾阳，鼓舞阳气，解寒凝。此时用麻、辛，量宜少。

　　②"反发热"。若是太阳表证，当发热恶寒并见，此仅言发热，当非太阳表证而热。方用麻黄细辛附子汤，亦非里热外淫。那么，此热，当为阳虚，虚阳外浮而热。虚阳外浮者，其脉当浮，按之无力，或寸浮尺弱。虚阳已浮，还能用麻黄、细辛辛散之品吗？可少量用之，目的不在辛散，而在于鼓舞阳气，解寒凝，亦应佐以山萸、龙牡以潜敛，防阳气脱散。

　　（3）《伤寒论》第305条："少阴病，身体痛，手足寒，骨节痛，脉沉者，附子汤主之。"

　　［按］阳虚，不通而身痛，骨节痛，手足寒。此沉，当沉而无力。

　　（4）《伤寒论》第323条："少阴病，脉沉者，急温之，宜四逆汤。"

［**按**］少阴病脉沉，仅言沉，还不足以说明病机，必脉沉无力方属少阴之脉。此沉，亦可看成省略之笔，所以读《伤寒论》，必须前后联系。仲景于第281条少阴病提纲证中，即明言"少阴之为病，脉微细"，所以此沉，亦应脉沉微细。

《伤寒论》中辨脉象，并未强调沉取之有力无力，而我在脉诊中，重在强调沉取之有力无力，此为脉诊之纲，沉而有力为实，沉而无力为虚。

（5）《金匮要略·水气病脉证并治》："水之为病，其脉沉小，属少阴。浮者为风，无水虚胀者为气。水发其汗即已。脉沉者，宜麻黄附子汤；浮者以杏子汤。"

［**按**］水病脉沉小，属少阴，必沉小而无力，且以麻黄附子汤治之，必是少阴阳虚而水停。此方与麻黄附子甘草汤大同小异。方中附子温阳，麻黄鼓舞阳气，开达玄府，宣通三焦。

3. 邪遏脉沉

（1）《金匮要略·脏腑经络先后病脉证》："问曰：寸脉沉大而滑，沉则为实，滑则为气，实气相搏，血气入脏即死，入腑即愈，此为卒厥，何谓也？师曰：唇口青身冷，为入脏即死；如身和，汗自出，为入腑即愈。"

［**按**］《素问·调经论》曰："血之与气并走于上，则为大厥，厥则暴死，气复反则生，不反则死。"

沉大而滑，沉指脉位。沉取滑大有力，此实也，邪气盛也。"滑则为气"，乃气盛也。气血并走于上，则为大厥。唇口青，乃血瘀泣；身冷乃阳闭。此即风火痰瘀之卒中，法当涤痰活血，通腑息风。现代名医任继学、王永炎治中风急症，与此一脉相承。

（2）《金匮要略·痰饮咳嗽病脉证并治》："胸中有留饮，其

平脉辨证仲景脉学

人短气而渴，四肢历节痛，脉沉者，有留饮。"

[按] 留饮者，即痰饮留而不去。饮干脏腑，阻遏阳气而脉沉。阳不达则短气而渴，饮流筋骨经脉则四肢历节痛。

脉沉在里，当分有力无力，无力者正虚，有力者邪实，治法各殊。

（3）《金匮要略·痰饮咳嗽病脉证并治》："咳逆依息不得卧，小青龙汤主之。青龙汤下已，多唾口燥，寸脉沉，尺脉微，手足厥逆，气从小腹上冲胸咽，手足痹，其面翕热如醉状，因腹下流阴股，小便难，时复冒者，与茯苓桂枝五味甘草汤，治其气冲。"

[按] 本为支饮咳逆倚息不得卧，予小青龙汤。然青龙汤下咽，出现寸沉尺微之脉。尺微乃肾阳衰也，寸沉乃饮蔽阳位。肾阳虚，水寒之气上逆，致气从小腹上冲胸咽，手足厥逆，手足痹；多唾口燥，乃津蓄化饮而津亏；阳虚气化不利，水饮下流阴股，且小便难；阳不上达而冒；虚阳上浮而面翕热如醉状。方用桂枝、甘草振心阳、降冲气，茯苓、甘草培中以制水，虚阳已浮，五味敛之。

（4）《金匮要略·水气病脉证并治》："石水其脉自沉，外证腹满不喘。"

[按] 石水脉沉，亦当沉而无力，或沉弦，乃水聚于里而腹满，水未上凌迫肺而不喘。

（5）《金匮要略·水气病脉证并治》："里水者，一身面目黄肿，其脉沉，小便不利，故令病水。"

[按] 里水者，水聚于里，故脉沉；水聚，气化不行而小便不利；一身面目黄肿者，里水外溢而一身面目肿；其黄者，乃水蓄阳遏而化热，湿热熏蒸而为黄。故予越婢加术汤，麻黄开

达玄府，石膏清热，白术除湿。

（6）《金匮要略·水气病脉证并治》："寸口脉浮而迟，浮脉则热，迟脉则潜，热潜相搏，名曰沉。趺阳脉浮而数，浮脉即热，数脉即止，热止相搏，名曰伏，沉伏相搏名曰水。沉则络脉虚，伏则小便难，虚难相搏，水走皮肤，即为水矣。"

［按］浮为阳主表，故浮为表热。迟为阴，主里、主潜藏，水亦阴类，故脉潜。表热陷里，与水相搏，致脉由浮而转沉。既为水热互结，其沉当弦滑数有力。水热互结，阻遏气机，脉数即止。止，停止之意，由数转迟。此迟，必有一种奔冲不肯宁静之感。水热互结，闭阻气机而脉伏。气血不得外达而脉络虚，气化不行而小便难。水聚外溢肌肤而水肿。

（7）《金匮要略·水气病脉证并治》："脉得诸沉，当责有水，身体肿重，水病脉出者死。"

［按］①水病，脉固当沉，缘于水阻气机而沉，但脉沉，不仅仅限于水病。沉主气，气机不能外达而鼓荡血脉，致脉沉。气机不能外达的原因有两类：一是邪阻脉沉；一是正虚脉沉，尚有正虚邪阻相兼者。

邪阻者，包括六淫、七情、气血痰食等，非脉沉皆水，水湿痰饮阻遏，仅其一也。

②"水病脉出者死"，这种情况主要指正气虚衰者言。若因正气虚衰而病水，在整体病情无明显好转的情况下，脉由沉细无力，在较短的时间内，或半日或一二日，突然浮起，此为正气脱越，势将阴阳离绝，故死。若正气渐复而脉渐起者，为正复脉出，为佳兆。不仅水病如此，他病皆如此。

若邪遏病水而脉沉者，不在此例。如寒束水泛而肿脉沉者，汗之寒凝解，脉可迅由沉伏转浮，此种脉出，非死兆，当为邪

平脉辨证仲景脉学

祛气机转畅的表现。

（8）《金匮要略·水气病脉证并治》："夫水病人……其脉沉绝者有水，可下之。"

[按] 邪阻而脉沉者，可沉实有力。然邪阻重者，脉亦可沉细小涩迟乃至厥，然只要有脉，沉细小涩迟中，必有一种不肯宁静之感，此为实。

本文之病水而脉沉绝，可予下法治之，必是实水、阳水之类，故可下，下之气机畅，脉可出。水病如此，他病邪阻者亦如此。若脉沉无力，乃虚水，断不可下，他病亦如此。

（9）《金匮要略·水气病脉证并治》："师曰：寸口脉沉而数，数则为出，沉则为入，出则为阳实，入则为阴结。"

[按] ①"脉沉而数，数则为出，沉则为入"，出为阳，入为阴，此出与入，乃指脉的阴阳分类之意，并非指脉位之浮沉而言。因本条明言脉沉而数，并非脉浮而数。

②"出则为阳实，入则为阴结"，沉数有力者为实热，阳实；入则阴结，此阴非特指阴精与血分，而是结于里，里为阴。

（10）《金匮要略·水气病脉证并治》："问曰：黄汗之为病，身体肿，发热汗出而渴，状如风水，汗沾衣，色正黄，如柏汁，脉自沉，何从得之？师曰：以汗出入水中浴，水从汗孔入得之，宜芪芍桂酒汤主之。"

[按] 汗出入水中浴，水从汗孔入，水入内遏阳气而化热，水热交蒸汗黄，水遏而脉沉。

（11）《金匮要略·黄疸病脉证并治》："脉沉，渴欲饮水，小便不利者，皆发黄。"

[按] 沉主气，沉为里。气机不得外达而脉沉。渴饮、小便不利且黄，乃湿热蕴蒸于里。湿热阻遏而脉沉，其沉，当为沉

而濡数。

（二）沉之兼脉

1. 沉迟

（1）《伤寒论》第62条："发汗后，身疼痛，脉沉迟者，桂枝加芍药生姜各一两，人参三两新加汤主之。"

［按］①外邪束表，营卫被郁，当身疼痛，应汗而解之。此条于发汗后，反见身疼痛，则此身痛，非邪客肌肤，乃正虚使然。

②汗后脉转沉迟者，乃汗之营卫两虚，致身疼痛。此沉迟，当按之减。予桂枝汤者，桂枝甘草，辛甘化阳以助卫；芍药甘草，酸甘化阴以益营；加芍药一两，以增益营之力；加人参三两，以扶元气；加生姜一两，益胃且辛散余邪。经此加味，一变而为扶正益营卫之方。若虚人外感者，当加辅汗三法，扶正以祛邪。

③何以不用桂枝加附子汤？概阳虚未甚，乃营卫两虚，故不用附子辛热，恐伤营阴。

（2）《伤寒论》第357条："伤寒七日，大下后，寸脉沉而迟，手足厥逆，下部脉不至，喉咽不利，唾脓血，泄利不止者，为难治，麻黄升麻汤主之。"

［按］此表未解，误下致表不解，正虚邪陷、阳郁不伸、上热下寒证。邪陷于里，上焦热郁而脉沉迟；郁热上灼而唾脓血。下后正伤而手足厥逆、泄利不止，下部脉不至。方用麻黄升麻汤，解表、清热、益脾、养阴共一炉。解表有桂枝、白芍、炙草、麻黄、升麻，清里热有知母、石膏、黄芩，健脾有茯苓、白术、炙草、干姜，养阴有天冬、白芍、当归、姜蕤。全方共重179铢，而升散之麻黄、升麻占60铢，占全方总重之1/3。

平脉辨证仲景脉学

故知，此方虽清热补虚，然重在散。将服法云："相去如炊三斗米顷，令尽"，约1.5小时三服皆尽，即辅汗三法中之连服法。且云"汗出愈"，以发汗为务，意在解表。

由病证及方药分析，此为表证误下之坏证，致表不解，邪热陷、正气伤之表里寒热虚实错杂之病。此脉沉迟，乃上焦热郁所致。

（3）《伤寒论》第366条："下利脉沉而迟，其人面少赤，身有微热，下利清谷者，必郁冒，汗出而解。病人必微厥，所以然者，其面戴阳，下虚故也。"（《金匮要略·呕吐哕下利病脉证治》复载）

[按] ①下利清谷、微厥、郁冒，乃阳衰之征，故曰下虚也；面少赤、身微热，此戴阳也。

②何以"汗出而解"？此汗乃正汗，待阴阳和而后汗，正汗出故解。

③脉沉而迟，乃阴脉，此沉迟必按之无力。然阴盛格阳者，脉亦可浮虚，或寸浮阴弱，当回阳之时，加潜敛之品，防脉暴起，阳暴脱。

（4）《金匮要略·痉湿暍病脉证》："太阳病，其证备，身体强几几，然脉反沉迟，此为痉，瓜蒌桂枝汤主之。"

[按] 何以为痉？痉乃筋之病，筋拘而痉。筋之柔，必须气以煦之，血以濡之。然气血不能温煦、濡养之因，或邪阻，或正虚，皆可致筋拘而痉。

此条太阳证备，且用桂枝汤，必是风淫太阳，致筋拘而痉，此与高热惊厥似，临床并不罕见。

桂枝汤调营卫散风，故可治痉。然何以脉不浮反沉迟？乃风客于表，营卫不通，且阴气不足，故尔脉沉迟，加瓜蒌根者，清热生津也。

（5）《金匮要略·血痹虚劳病脉证并治》："脉沉小迟，名脱气，其人气短则喘喝，手足逆寒，腹满，甚则溏泄，食不消化也。"

［按］脱气而脉沉小迟，必按之无力，此为阴脉，故厥逆、喘喝、腹满、溏泄诸症相继而生。

（6）《金匮要略·胸痹心痛短气病脉证治》："胸痹之病，喘息咳唾，胸背痛，短气，寸口脉沉而迟，关上小紧数，瓜蒌薤白白酒汤主之。"

［按］①迟、缓、平、数、疾诸脉，皆以至数论之，余以为不然。中医诊脉重在脉象，而不重在至数。脉来去皆快，即为数脉，至于脉的至数，可一息五至、六至、七至。《内经》云数脉之象为"脉流薄疾"。薄者，迫也；疾者，迅也。脉来去疾速急迫，就是数脉。显然《内经》是以脉之形象而不是脉的至数论数脉。《脉经》亦云："数脉去来促急"。也是以象论数脉。若以至数论数脉，有些问题就难以解释，数则皆数，迟则皆迟，岂能寸跳三至，而关跳六至？

②明确了数迟之意，则本条之寸迟关数就易于理解。寸沉迟者，邪遏于上；"关上小紧数者"，阳郁于中也。方用瓜蒌薤白白酒汤，薤白、白酒辛以开痹通阳，瓜蒌宽胸蠲除痰热。

（7）《金匮要略·水气病脉证并治》："正水，其脉沉迟，外证自喘。""黄汗其脉沉迟，身发热，胸满，四肢头面肿，久不愈，必致痈脓。"

［按］正水，肾脏之水自盛也，阳虚水盛而脉沉迟；水饮上凌于肺而喘。

黄汗乃湿热交蒸，阻遏气机而脉沉迟。沉主里，迟为潜，

平脉辨证仲景脉学

湿热蕴郁于里而胸满，淫于肌肤而身热，四肢头面肿。久不愈，气血腐败而为痈脓。

（8）《金匮要略·水气病脉证并治》："师曰：寸口脉沉而迟，沉则为水，迟则为寒。"

[按] 沉主里，水润下，故脉沉。水属阴，性寒，故脉迟。沉迟有力者，寒水搏结；沉迟无力者，阳虚水泛。

2. 沉微

（1）《伤寒论》第61条："下之后，复发汗，昼日烦躁不得眠，夜而安静，不呕不渴，无表证。脉沉微，身无大热者，干姜附子汤主之。"

[按] 脉沉微乃阳衰，少阴之脉。不呕不渴且无表证，乃无三阳经证。何以"昼日烦躁不得眠，夜而安静"？汗下伤阳，脉已沉微。虚阳易动，昼阳升而虚阳动，故烦躁不眠；夜阴盛，阴主静，故夜而安静。

（2）《伤寒论》第124条："太阳病，六七日，表证仍在，脉微而沉，反不结胸，其人发狂者，以热在下焦，少腹当硬满，小便自利者，下血乃愈。所以然者，以太阳随经，瘀热在里故也，抵当汤主之。"

[按] ①表热随经入里，未结于上，故无结胸；表热下陷下焦，与血相结，成下焦蓄血证，致少腹硬满，小便自利，其人发狂。

②脉微而沉，乃阳衰之脉，见此等脉，孰敢用抵当汤峻破之？瘀血阻滞，脉可沉、细、涩、小、迟，然按之必有躁动不宁之象，见此脉象，方可予抵当汤，断不可以阳衰治之。

（3）《金匮要略·中风历节病脉证并治》："寸口脉沉而弱，沉即为骨，弱即主筋，沉即为肾，弱即为肝。汗出入水中，如水伤心，历节痛，黄汗出，故曰历节。"

[按] ①历节脉沉弱，乃阴脉。症见历节痛，乃筋骨之病，而肾主骨，肝主筋，此言其本虚。又兼汗出入水中浴，水寒之气着于筋骨，故历节痛。

②黄汗与历节，皆有汗出入水中浴之病因，亦可见沉迟之阴脉，亦有"痛在骨节"的症状，二者颇似。仲景将历节与黄汗并提者，意在鉴别。黄汗除有水湿之气外，尚有热邪，湿热交蒸而黄汗出；历节是肝肾虚寒，寒水之气浸淫于筋骨，病机上二者有别。所以仲景仅称"故曰历节"，而不是故曰黄汗历节。

3. 沉紧

（1）《伤寒论》第67条："伤寒若吐若下后，心下逆满，气上冲胸，起则头眩，脉沉紧，发汗则动经，身为振振摇者，茯苓桂枝白术甘草汤主之。"

[按] ①伤寒误吐下，阳伤而水气上逆，致心下逆满，气上冲胸，起则头眩。再予误汗，阳气益伤，致身为振振摇。

②脉沉紧，若重按有力者，乃寒实闭郁，可予温阳发汗。若重按无力者，乃阳虚阴盛，阴气盛，亦收引凝泣，故脉紧，然紧而无力，当温阳散寒凝。

③水气上冲之病机，与心脾肾之阳气虚衰有关，而心阳衰，又为发病之关键。心阳虚，坐镇无权，不能制下阴，则寒水上泛而上冲。土能制水，脾阳虚则水无所制，亦上冲为患。肾阳虚则水泛，亦可水气上冲。方用苓桂术甘汤，桂枝甘草以振心阳，苓术甘培土以固堤防，此重在心脾。而真武汤，则重在肾脾。

（2）《伤寒论》第135条："伤寒六七日，结胸热实，脉沉而紧，心下痛，按之石硬者，大陷胸主之。"

［按］大陷胸证，乃水热互结，属实热证，脉本当弦滑数大有力，何以脉沉紧？沉紧里寒，热邪阻甚者，脉亦可沉紧、迟、涩、小、厥，然按之必有一种躁动不肯宁静之感，此热郁闭于内，当泄其水热，故予大陷胸主之。

（3）《伤寒论》第140条："太阳病下之……脉沉紧者必欲呕。"

［按］太阳病误下，胃伤而表邪陷。沉紧里寒，致欲呕。

（4）《伤寒论》第148条："伤寒五六日，头汗出，微恶寒，手足冷，心下满，口不欲食，大便硬……脉虽沉紧，不得为少阴病，所以然者，阴不得有汗，今头汗出，故知非少阴也，可予小柴胡汤。设不了了者，得屎而解。"

［按］：此少阳病，予小柴胡汤治之。但少阳病，因其类型的不同，因而脉亦有别：

第37条：脉浮细。

第100条：阳脉涩，阴脉弦。

第140条：脉弦。

第148条：沉紧、沉、细。

第231条：弦。此条为三阳合病，脉弦浮大，浮为太阳，大为阳明，弦为少阳。

第265条：弦细。

第266条：脉沉紧。

第271条：脉小。

综上所述，少阳病本证有多种脉象，主要有弦、细、沉。弦紧乃相类脉，皆阳微结，收引凝泣有失舒缓之象。沉细乃气尽血弱，有正虚一面。所以，少阳证，应以弦为主脉，或兼紧、细、沉、减。弦为阳中之阴脉，为减、为寒，为阳中伏阴。

本条出现细、沉、沉紧三种脉象，皆阳微与阳结的程度不同使然。

（5）《伤寒论》第266条："本太阳病不解，转入少阳者，胁下硬满，干呕不能食，往来寒热，尚未吐下，脉沉紧者，与小柴胡汤。"

［按］少阳病的本质是半阴半阳，半虚半实，其半阴、半虚的一面是气尽血弱；其半阳、半实的一面是邪气因入，结于胁下。仲景将这一病机概括为"阳微结"。阳微，即半阴半虚的一面；阳结，即邪入结于胁下的一面。

脉何以沉紧？半阴半虚，且邪入而结，气血不能畅达，故脉沉。紧者，气血虚且结，不能温煦濡养经脉，故尔紧。弦与紧乃相类脉，皆脉失温煦濡养所致。此沉紧，当按之减，因少阳病，毕竟有气尽血弱，半阴半虚的一面。所以典型的少阳证脉，应为弦而减。

（6）《金匮要略·痰饮咳嗽病脉证并治》："膈间支饮，其人喘满，心下痞坚，面色黧黑，其脉沉紧。"

［按］脉沉紧，乃水饮停聚膈间，位在里，故脉沉。水饮之气，阴寒也，寒主收引凝泣，故紧。既为寒水之气，何以方中还用石膏？缘积阴之下，必有伏阳耳。

（7）《金匮要略·水气病脉证并治》："问曰：病者苦水，面目身体四肢皆肿，小便不利。脉之，不言水，反言胸中痛，气上冲咽，状如炙肉，当微咳喘。审如师言，其脉何类？师曰：寸口脉沉而紧，沉为水，紧为寒，沉紧相搏，结在关元。"

［按］一派水泛之象，脉沉紧，此寒水搏结所致，法当温阳气、开鬼门、洁净府，或去菀陈莝并用。

4. 沉结

《伤寒论》第 125 条："太阳病，身黄，脉沉结，少腹硬，小便不利者，为无血也。"

[按] 以太阳病冠名，是指此病由太阳病传变而来，并非此条仍有太阳表证。

身黄，乃湿热交蒸；少腹硬，小便不利，乃湿热阻隔。病在气分，而非血分，故曰"为无血"。

脉沉结者，沉主里；结乃湿热阻隔，脉道不利而一停。《濒湖脉学》云："促、结之因，皆有气、血、痰、饮、食五者之别。一有留滞，则脉必见止。"此止，指邪实者言。若正虚，气血不能相继，亦可见止。虚实之别，在于脉之沉取有力无力。

本条为湿热阻隔，属实，脉当沉结有力。因毕竟因湿热所致，其脉当沉结兼濡滑数。

5. 沉滑

《伤寒论》第 140 条："太阳病，下之……脉沉滑者，协热利。"

[按] 太阳病误下，邪热入里，下迫阳明而协热利。脉沉滑者，沉主里，滑为阳，为热。

6. 沉实

（1）《伤寒论》第 394 条："伤寒差以后，更发热，小柴胡汤主之。脉浮者，以汗解之；脉沉实者，以下解之。"

[按] 脉沉实者，里实也，下以解之。

（2）《金匮要略·水气病脉证并治》："寸口脉沉滑者，中有水气。"

[按] 沉主里、主气。滑为阳中之阴脉，主痰饮，故曰"沉滑者，中有水气。"

（3）《金匮要略·水气病脉证并治》："少阴脉沉而滑，沉为在里，滑则为实，沉滑相搏，血结胞门，其瘕不泻，经络不通，名曰血分。"

［按］"少阴脉沉而滑"，少阴肾脉，滑为阴气有余，肾藏精、主水，故沉滑肾者宜之，此常脉。

病者，少阴脉沉而滑，乃血结胞门。血结者，血瘀也，故而成瘕。

瘀血本当脉涩，何以脉滑亦主蓄血？因瘀血无定脉，瘀血阻甚者，血脉滞涩，可脉涩；若虽有瘀血，但阻滞未甚，则可见滑。犹如河中之石，石阻甚则水流涩；若石小，则水过激起浪花而脉滑。

临床诊得沉滑之脉，尚难以遽断为蓄血，尚须参酌舌诊及其他瘀血之征兆。

7. 沉弦

（1）《伤寒论》第 365 条："下利脉沉弦者，下重也。"（《金匮要略》亦载之）

［按］沉主气，弦主郁，气机郁滞，腑气不畅而下重。

（2）《金匮要略·痰饮咳嗽病脉证并治》："脉沉而弦者，悬饮内痛。病悬饮者，十枣汤主之。"

［按］沉主气，饮遏气滞而脉沉。弦主饮，饮遏阳气，脉失温煦而欠冲和舒达之象，乃弦，故沉弦主悬饮，然亦必参酌其他三诊方可断之。

（3）《金匮要略·黄疸病脉证并治》："酒黄疸者，或无热，清言了了，腹满，欲吐鼻燥，其脉浮者先吐之，沉弦者先下之。"

［按］酒生湿热。脉浮者，浮为阳脉，主外、主升，湿热

熏蒸于上则欲吐鼻燥，在上者，引而越之，故吐之。沉为阴脉，主里、主下；弦为阳中之阴脉。沉弦者，邪在里、在下，当引而竭之。

8. 沉细

《金匮要略·痉湿暍病脉证》："太阳病，关节疼痛而烦，脉沉而细者，此名中湿，亦名湿痹。湿痹之候，小便不利，大便反快，但当利其小便。"

[**按**]湿为阴邪，其性濡而滞，既可伤阳，又可阻滞气机。阳伤气滞，故脉沉而细，流注关节则疼而烦，湿阻气化不行而小便不利；湿盛则濡泄而便反快。

[沉脉小结]

沉脉，含义有二：一指脉位而言，凡重按至筋骨乃得之脉，不论大小迟数、有力无力，皆曰沉；一指有严格界定的独立脉象，具有举之不足，按之有余，按至筋骨乃得，且具软滑匀的特征。

沉脉，是非常重要的一部脉，因脉以沉为本，以沉为根。治病，须首分虚实，而虚实之要，在于沉取有力无力。

沉主气，邪遏气血不得外达而脉沉，此为实，当沉取有力；正虚气血无力外达以鼓荡血脉，则脉沉，此为虚，当沉取无力。至于实为何者实，虚为何者虚，当据其兼脉及四诊所得，仔细斟酌。

三、迟脉

（一）迟之单脉

（1）《伤寒论》第50条："脉浮紧者，法当身疼痛，宜以汗解之。假令尺中迟者，不可发汗，何以知然？以荣气不足，血少故也。"

[按] ①浮紧表寒，故身疼痛，当以汗解，以麻黄汤主之。若虽脉浮紧、身疼痛，表寒之象俱在，然尺中迟，即不可发汗。何也？以尺迟为荣血虚，乃正虚感寒，当扶正祛邪。

②迟脉，俗皆以至数论之，曰三至为迟，余不敢苟同。中医的脉诊，自古皆以脉象论之，而不以脉之至数论。迟脉乃脉之来去皆慢即曰迟。若以至数论迟脉，则有些问题就难解。如迟脉分部，曰寸迟、关迟、尺迟；又如仲景："寸口脉沉而迟，关上小紧数"，岂能寸脉三至，而关脉六至？寸关尺三部本一脉贯之，一气而动，三部脉率是相等的。

③迟本主寒，然邪阻正虚脉皆可迟，但究竟何邪所阻，正气何者虚，尚须依其兼脉及四诊所得而合参。

本条明言是荣血虚，则此脉迟，当沉迟而细。

（2）《伤寒论》第 195 条："阳明病，脉迟，食难用饱，饱则微烦头眩，必小便难，此欲作谷疸，虽下之，腹满如故，所以然者，脉迟故也。"（《金匮要略》复载）

[按] 此以"阳明病"名之，乃指病位而言，非阳明热结，故下之腹满如故。

此阳明虚寒，其迟，应按之无力。

（3）《伤寒论》第 208 条："阳明病，脉迟，虽汗出不恶寒者，其身必重，短气，腹满而喘，有潮热者，此外欲解，可攻里也。手足濈然汗出者，此大便已硬也，大承气汤主之。"

[按] 此阳明腑实证，其脉迟者，缘邪遏气机闭结而脉迟。虽迟，重按之，必有一种躁扰不宁且有力之感。再参之舌征、腹征，此迟，当不难判断。

190

（4）《伤寒论》第234条："阳明病，脉迟，汗出多，微恶寒者，表未解也，可发汗，宜桂枝汤。"

[按]桂枝汤证的病机是营卫两虚，风寒外客，属虚人外感范畴。其典型脉象应阳浮而阴弱。

本条以"阳明病"为名冠之，何也？当有阳明虚寒的表现，如脘满、不欲食等，其病位在阳明，故以阳明病冠之，以示与阳明实热鉴别。

恶寒、汗出，乃桂枝汤证的特征，故云表未解也。

其脉迟，亦必迟而按之减，正虚不足之象。

桂枝汤，益中调营卫，亦为阴阳轻补之剂。兼表邪者，可扶正祛邪；无表邪者，可益中补虚，虚人外感者宜之。

（5）《伤寒论》第333条："伤寒脉迟六七日，而反与黄芩汤彻其热，脉迟为寒，今与黄芩汤，复除其热，腹中应冷，当不能食，今反能食，此名除中，必死。"

[按]脉迟，邪阻者有之，正虚者亦有之，以沉取有力无力别之。

若迟而无力，此为虚寒，反与黄芩汤彻其热，乃虚其虚也，胃阳败。除中，即回光返照之象，故必死。

（二）迟之兼脉

1. 迟而滑

《金匮要略·呕吐哕下利病脉证治》："下利脉迟而滑者，实也，利未欲止，急下之，宜大承气汤。"

[按]：方用大承气汤，必具大承气汤证。何以脉迟而滑？迟乃邪遏气结，滑乃热结于内而不肯宁静，必按之有力。

2. 迟而缓

《金匮要略·中风历节病脉证并治》："寸口脉迟而缓，迟则为寒，缓则为虚，营缓则为亡血，卫缓则为中风。邪气中经，则身痒而瘾疹；心气不足，邪气入中，则胸满而短气。"

［按］"迟缓"，皆以脉象论之，而不以至数定脉。若以至数定脉则此脉究为三至还是四至？迟乃来去皆徐，缓乃雍容和匀。迟缓，即脉徐缓之象。

迟脉，有邪阻正虚两类，邪阻者实，必迟而有力；正虚者，气血运行无力而脉迟，必按之无力。至于何邪所阻，正气何虚，当依迟之兼脉及四诊合参而断之。迟则为寒，仅其一也。

"缓则为虚"：缓有常脉与病脉之分。常者，缓为有胃气，脉贵和缓。病之缓，亦有邪阻与正虚两类，以沉取有力无力别之。

"营缓则为亡血，卫缓则为中风。"见缓脉，究竟是营虚还是卫虚，须四诊合参断之。桂枝汤证见脉缓，乃营卫两虚，非营弱卫强。果为卫强，何以用桂枝甘草化阳以助阳？岂不实其实耶？桂枝汤乃营卫双补之剂，有表邪者，可扶正祛邪；纯虚无邪者，桂枝汤双补阴阳、益胃气。故桂枝汤法，所用极广，为群方之祖。

3. 迟浮弱

《伤寒论》第98条："得病六七日，脉迟浮弱，恶风寒，手足温，医二三下之，不能食，而胁下满痛，面黄及身黄，颈项强，小便难者，与柴胡汤后，必下重。本渴饮水而呕者，柴胡汤不中与也，食谷者哕。"

［按］①本条以"病"为名冠之，乃涵盖外感内伤诸病，非特指伤寒而言，故《伤寒论》原名为《伤寒杂病论》。

②脉迟浮弱，乃阴脉，必阳气虚可知，下之为逆。胃伤则不能食，而呕哕；土虚木郁而胁下满痛；土虚湿壅而黄，此阴黄。

4. 迟而涩

《金匮要略·水气病脉证并治》:"师曰:寸口脉迟而涩,迟则为寒,涩为血不足。"

[按] 迟脉为寒,仅其一也,然亦分沉取有力无力。有力者寒实,无力者虚寒。涩则血不足,亦仅其一也,然亦分沉取有力无力。有力者,邪阻血痹;无力者,正虚而涩。

[迟脉小结]

①迟脉当据脉象,而非脉数。

②迟脉有邪阻正虚两类,其虚实之分,以沉取有力无力别之。

③脉迟,究为何邪所阻,正气何虚,尚须据沉之兼脉及四诊合参定夺。

四、数脉

(一) 数之单脉

(1)《伤寒论》第257条:"病人无表里证,发热七八日,虽脉浮数者,可下之。假令已下,脉数不解,合热则消谷善饥。至六七日,不大便者,有瘀血,宜抵当汤。"

[按] 数脉,以来去薄急为据,不以至数为凭。数脉有邪迫正虚两类,邪迫者,气血激荡而脉数;正虚者,奋以自救而脉数,二者一虚一实,以沉取有力无力别之。至于何邪所迫,虚者何虚,当据数之兼脉及四诊合参以定夺。

"发热七八日",焉能说"无表里证"?若既无表证,又无里证,则因何而热?此话可有二解:一是素无里虚证;二是虽发热七八日,脉浮数,然无表证,又无里虚证,但有里热证。

里热外淫而发热，故可下之，给里热以出路。下之，脉数未解，里热未除，缘于热结血分，未在气分，故数不解，热不除，当予抵当汤主之。

数而有力者为实，当清之、下之、透之；数而无力者，为虚，当予温补。

（2）《伤寒论》第 258 条："若脉数不解，而下不止，必协热便脓血也。"

[按] 数不解者，热未除，热陷阳明，迫津下泄而下利；腐败气血而便脓血。此数当按之有力。

（3）《伤寒论》第 332 条："而脉数，其热不罢者，此为热气有余，必发痈脓也。"

[按] 热而脉数，有力者实热，无力者正虚。既为"热之有余"，则此数，当数而有力。热腐气血，而发痈脓。

（4）《伤寒论》第 361 条："下利脉数，有微热汗出，今自愈。设复紧，为未解（《金匮要略·呕吐哕下利病脉证治》复载）。"

[按] 厥阴虚寒下利，若脉转数，且微热自汗，乃阳渐复之表现，故自愈。复紧乃寒盛，故未解。

（5）《伤寒论》第 367 条："下利脉数而渴者，今自愈。设不差，必清脓血，以有热故也。"（《金匮要略·呕吐哕下利病脉证治》亦载）

[按] 厥阴为阴尽阳生之脏，阴盛则利；脉渐数且渴，乃阳渐复，故愈。若厥阴热化，则转热利，故清脓血。

（6）《金匮要略·百合狐惑阴阳毒病证治》："病者脉数无热，微烦，默默但欲卧，汗出。初得之三四日，目赤如鸠目；七八日，目四眦黑，若能食者，脓已成也，赤豆当归散主之。"

［按］从赤豆当归散方义来看，有清利湿热活血排脓之功，推测此证，当为湿热熏蒸且血瘀所致。

湿热相合而热势不扬，仅微烦无热；湿热困阻而默默但欲卧；湿阻营卫不和而汗出。湿热上熏而目赤，湿热伤血而目眦黑，湿热蒸腐气血而为脓。湿热之脉数，当为濡而数。

（7）《金匮要略·肺痿肺痈咳嗽上气病脉证治》："数则为热"，"数则恶寒"。

［按］"数则为热"。热有实热、虚热之分。邪实化热而为实热，正虚阳浮而热者为虚热，虚实之分，以沉取有力无力别之。

"数则恶寒"。热郁于内，阳不外达则恶寒，甚者肢厥，通体皆厥。此数，必沉数有力或沉而躁数，或沉伏细小涩，然按之必有一种躁动不宁、不肯宁静之感。

数则恶寒，亦可因壮火伤气、伤阳而继发之恶寒，此即壮火食气。

（8）《金匮要略·肺痿肺痈咳嗽上气病脉证治》："咳而胸满，振寒脉数，咽干不渴，时出浊唾腥臭，久久吐脓如米粥者，为肺痈，桔梗汤主之。"

［按］前云："脉数虚者为肺痿，数实者为肺痈。"本条之数，当为数实，热郁而寒，热灼则胸满而咳，吐浊脓如米粥。

肺痈亦有虚寒者，主以阳和汤，其脉当数虚，不可概以实热论之。

（9）《金匮要略·黄疸病脉证并治》："趺阳脉紧而数，数则为热，热则消谷。"

［按］趺阳胃脉，数则胃热，热则消谷，此言实热。

（10）《金匮要略·惊悸吐衄下血胸满瘀血病脉证治》："夫吐血咳逆上气，其脉数而有热，不得卧者死。"

［**按**］脉数身热，热迫血妄行而吐血，咳逆上气不得卧，乃气脱于上，故死，此脉数，当数大而涌盛。

（11）《金匮要略·呕吐哕下利病脉证治》："问曰：病人脉数，数为热，当消谷引饮，而反吐者，何也？师曰：以发其汗，令阳微膈气虚，脉乃数。数为客热，不能消谷，胃中虚冷故也。"

［**按**］本条经文提出两种热，皆脉数，一为热当消谷引饮；一为不能消谷。何以皆为有热，皆为脉数而迥异？这里指的两类热，一是实热，一是虚热。胃实热者，消谷善饥，其脉数实有力；胃虚热者，不能消谷，其脉数而虚。

胃中虚冷，何以生客热？此亦阳虚，虚阳浮动而为热。虚阳浮动，可浮于外、浮于上，成格阳、戴阳；虚阳亦动于局部，或窜于上下内外之局部，如面热、口中热、心中热、腹热、阴热、手足热等。

（二）数之兼脉

1. 数急

《伤寒论》第 4 条："伤寒一日，太阳受之，脉若静者，为不传。颇欲吐，若躁烦，脉数急者，为传也。"

［**按**］此条是以脉与症，判断外感热病病势的标准。

以"伤寒"为名冠之，是言广义伤寒。凡对外感热病之病势判断，皆依此标准。

脉的标准："脉若静者，为不传。"若由太阳病之紧数，或浮数，逐渐缓和下来，就是向愈、不传变的指征。所谓脉静，就是脉缓，这是邪退正复，有胃气的表现。此时即使还有寒热、头身痛等，或体温尚高达 39℃ 左右，只要见脉渐缓，则此热不足虑，将于半日或一日渐退。

"脉数急者，为传也。"数急，即躁脉，躁乃邪气盛，主病进、传变。外感发热见躁脉，即使一时体温降下来了，然不出半日，热将复炽。脉是判断病势极为重要的标准。

症的标准：太阳病，若见颇欲吐，是病传少阳；若见躁烦，是病传阳明。此即《伤寒论》第 5 条所云："伤寒二三日，阳明、少阳证不见者，为不传也。"反之，若见则为传也。

中医辨证论治的核心是证。凡证，皆须具备四个要素，即定性、定位、定量、定势。而病势的判断，主要依脉，其权重可占 50% ~ 90%，其次是症状和其他体征。

2. 数紧

《金匮要略·妇人妊娠病脉证并治》："其脉数而紧乃弦，状如弓弦，按之不移。脉数弦者，当下其寒。"

[**按**] 数脉为阳，紧弦为阴，乃寒束热郁之象。脉数弦者，当下其寒。"下"字，当广义来看，非特指下法，亦包括散寒之意。

五、滑脉

（一）滑之单脉

《伤寒论》第 350 条："伤寒脉滑而厥者，里有热，白虎汤主之。"

[**按**] 滑脉之状，往来流利如珠之滚动，替替然。常脉之滑，气血盛。病脉之滑，主热、痰、食、蓄血，此为实，当按之有力。正虚亦可见滑，如脾虚生痰、食积不化、气虚不能统摄阴火，或元气外泄等，此为虚，当沉取无力。

此滑以白虎汤主之，乃热盛而滑，当按之有力。其肢厥者，乃阳郁不能达于四末。

（二）滑之兼脉

1. 滑数

（1）《伤寒论》第256条："脉滑而数者，有宿食也，当下之，宜大承气汤。"（《金匮要略·腹满寒疝宿食病脉证》复载）。

[按] 临床见滑数之脉，多以痰热论之，今以大承气下之，当见大承气证之舌征、腹征、脉征。

（2）《金匮要略·肺痿肺痈咳嗽上气病脉证治》："若口中辟辟燥，咳即胸中隐隐痛，脉反滑数，此为肺痈。"

[按] 滑数乃痰热，痰热壅肺，腐败气血，而为肺痈。此滑数必有力，以脉数实者为肺痈。

2. 滑疾

《伤寒论》第214条："阳明病，谵语，发潮热，脉滑而疾者，小承气汤主之。"

[按] 阳明病，潮热谵语，下证已备。脉当沉实，而见滑疾，乃热结未甚，故予小承气汤。

六、涩脉

（一）涩之单脉

（1）《伤寒论》第48条："何以知汗出不彻？以脉涩故知之。"

[按] ①何谓涩脉？涩脉的本意是往来涩滞，正如王冰在《素问·脉要精微论》注解中所云："涩者，往来不利而寒涩也。"王叔和改为"涩脉细而迟，往来难且散，或一止复来"，提出了涩脉的五个条件，即细、迟、止、散、往来难，后世多宗此说。《脉诀汇辨》曰："迟细而短，三象俱足。"也就是说，涩脉

必须具备细、迟、短三个条件。李濒湖曰："参伍不调名曰涩"，在细、迟、短的条件上，又加了个至数不齐的"参伍不调"。又曰："散止依稀应指间，如雨沾沙容易散"，在细、迟、短、止的条件上，又加上了散与虚软无力。综合起来，涩脉的条件是细、迟、短、止、散、虚、往来难七个要素。

吾所指的涩脉，是脉来搏起之振幅小，作为判断涩脉的唯一特征。

②涩脉的脉证

涩脉振幅小，可因邪阻，气血不能畅达以鼓搏血脉，此为实，当按之有力；或因气血虚衰，无力鼓击血脉而振幅小，此为虚，当沉取无力。至于何邪所阻，正气何虚，尚须结合涩之兼脉及四诊所得合参之。

③本条涩脉的意义

本条是"太阳初得病时，发其汗"。发汗，到什么程度是汗透的最佳标准呢？仲景提出了两条标准：一是于桂枝汤将息法中提出正汗标准，即"遍身漐漐，微似有汗者益佳。"一条是脉的标准，即《伤寒论》第4条之"脉静"。若虽发汗，依然脉涩，是汗出不彻的一个指征。

脉何以涩？因寒邪凝泣所致。寒为阴邪，其性收引、敛降、凝泣。寒客则气血收引凝泣，故脉涩。若已然发汗，脉仍涩，反映寒邪未解，故脉仍涩，可再汗，乃至二汗、三汗，直至脉已起且舒缓，说明寒已解。所以脉涩与否，是判断汗透邪解的一个主要指征。

吾于拙著《汗法临证发微》一书中，将此种涩脉称为痉脉，即沉弦紧滞，作为寒凝证的一个决定性指征，也作为使用汗法的一个决定性指征，也作为判断汗透否的一个决定性指征。

（2）《伤寒论》第212条："伤寒若吐若下后不解，不大便五六日，上至十余日，日晡所发潮热，不恶寒，独语如见鬼状，发则不识人，循衣摸床，惕而不安，微喘直视，脉弦者生，涩者死。"

［按］此太阳不解，病传阳明，逼乱神明，险象环生，死生之判，以脉决之。脉弦者，生气未已，故生；脉涩，上燥水竭，故死。

此涩主生死，亦当以沉取有力无力别之。邪闭气机而脉涩者，沉必有力，且有躁动不宁之感，此涩未必死，当以逐邪为务；若沉涩微细者，正气已衰，主死。

（二）涩之兼脉

1. 阳涩阴弦

《伤寒论》第100条："伤寒阳脉涩，阴脉弦，法当腹中急痛，先予小建中汤，不差者，小柴胡主之。"

［按］"阳脉涩，阴脉弦"，阴阳有二解：一是浮为阳，沉为阴；一是寸为阳，尺为阴，此阴阳当指寸尺而言。

我为什么认定此阴阳指寸尺而言呢？理由有二：一是脉以沉为本，沉而弦，此为寒，为郁、为减，至于浮取为何脉，则无关宏旨；二是涩脉的脉象，主要是脉幅小，涩滞不畅，若浮虽涩滞，而沉弦，则振幅未必小，不作涩脉论，故此阴阳，当作寸尺解。

寸脉细迟短涩，此阴阳两虚；尺脉弦者，因阴阳两虚而失于温煦濡养而脉弦，经脉踡缩绌急而腹中急痛，予小建中汤，阴阳双补，且重于益阴血，缓挛急。服之未效者，以中虚而木郁下陷，故改用小柴胡汤疏达少阳，以解木陷。

小柴胡汤或然证，即有腹痛一症，以小柴胡汤去黄芩，加

（书脊文字）平脉辨证仲景脉学

芍药三两。木郁不升而下陷，小柴胡升发少阳。去黄芩者，不欲苦寒沉降；加白芍者，乃补肝之体而益肝之用，令甲木升发而不陷，腹痛自除。

2. 涩小

《金匮要略·中风历节病脉证并治》："盛人脉涩小，短气，自汗出，历节疼，不可屈伸，此皆饮酒汗出当风所致。"

［按］涩小，有虚实之分，涩小而沉取无力者，乃正气虚也。涩小而沉取有力者，乃邪阻所致。此历节痛，乃素体盛，又饮酒汗出当风，风湿热合而为痹、短气，则此脉当沉取有力，实也。

［涩脉小结］

涩脉，是指脉之振幅小。

涩脉分两类，邪气阻遏者，涩而有力，属实；涩而无力者，正虚。

究为何邪所阻，正气何虚，当依涩之兼脉及四诊所得，综合判断。

七、实脉

（一）实之单脉

1.《伤寒论》第240条："病人烦热，汗出则解，又如疟状，日哺所发热者，属阳明也，脉实者，宜下之。"

［按］烦热汗之则解者，乃表闭阳气内郁而热，汗之表解热透故解。

表解后，又如疟状者，因热传阳明，出现潮热，热发有定时，如疟之寒热有定时状。潮热者，大便已硬。脉实者，当为沉实，此阳明腑实之脉证，故可下。

2.《伤寒论》第245条："阳脉实，因发其汗，出多者，亦为太过。太过者，为阴绝于里，亡津液，大便因硬也。"

［按］阳脉实者，乃阳热盛也，误发其汗，汗太过，津液亡，肠燥而便硬。

3.《伤寒论》第369条："伤寒，下利，日十余行，脉反实者，死。"

［按］下利日十行，正气应伤，脉反实者，乃邪气盛，为病进，故死。然亦须活看，下之逐其邪，亦未必死。

4.《金匮要略·妇人产后病脉证治》："产后七八日，无太阳证，少腹坚痛，此恶露不尽，不大便，烦躁发热，切脉微实，更倍发热，日晡时烦躁者，不食，食则谵语，至夜即愈，宜大承气汤主之。热在里，结在膀胱也。"

［按］"产后七八日，无太阳证。"是病初始即无表证，还是七八日后，表邪传里而无表证？语焉未详。

少腹紧痛，恶露不尽，此瘀血也；不大便、烦躁、发热、不食、谵语，此胃实也。此瘀血与胃热相结。昼则阳盛而病重，夜则阴盛而病缓。

"脉微实"，非微脉与实脉相合，微作定语解，意即稍实、略实。

大承气逐里之实热，兼有活血之功，并治之。

[实脉小结]

实脉之象，浮沉皆得大而长，应指有力。

实脉亦有虚实之分，若大而长，搏指有力者，主邪实。以其邪实易阻遏气机，临床以沉实多见。

若脉大而长，搏指强劲且毫无柔和之象者，可见于两种情况：一是肝肾阴亏，阳亢化风，乃本虚标实之脉，当滋肝肾，平肝潜阳，脉可渐缓和下来；一是胃气败，真气脱越，脉弦长实大且强劲搏指，当急敛真气。

实脉病理意义的判断，仍须四诊合参以决之。

八、虚脉

1.《伤寒论》第 347 条："伤寒五六日，不结胸，腹濡，脉虚复厥者，不可下，此亡血，下之死。"

［按］"虚脉乃浮而迟大，按之豁豁然空。"重在浮而按之无力。腹濡、肢厥、脉虚，此阳气衰也，虽称亡血，亦为气血俱衰。下之，犯虚虚之戒，故死。

2.《金匮要略·血痹虚劳病脉证并治》："男子脉虚沉弦无寒热，短气里急，小便不利，面色白，时目瞑兼衄，少腹满，此为劳使然。"

［按］脉虚沉弦者，劳而伤阳，故脉虚；阴寒内盛故沉弦。短气小便不利、面色白目瞑，劳伤阳也；衄者，阳不摄血也；里急、少腹满，此阴寒内盛也。

3.《金匮要略·血痹虚劳病脉证并治》："男子平人，脉虚弱细微者，喜盗汗也。"

［按］脉虚弱细微，阴阳俱亏，虽尚无明显的不适症状，但脉已虚损至此，已然属虚劳范畴。这说明脉的变化是灵敏的，常先于症状而出现。

九、短脉

《伤寒论》第 211 条："发汗多，若重发汗者，亡其阳，谵语，脉短者死，脉自和者不死。"

[按] 短脉的特点，是两头短缩，寸尺不能满部。短脉之因有二，一为邪遏，一为正衰，以沉取有力无力别之。

《素问·脉要精微论》曰："短则气病。"然气之病，亦有邪实正虚之别。

十、洪脉

（一）洪之单脉

（1）《伤寒论》第25条："服桂枝汤，大汗出，脉洪大者，与桂枝汤，如前法。"

[按] 既云"服桂枝汤"，当有太阳中风之桂枝汤证而服之。服未得法，大汗出，病不解，脉转洪大。

洪大，乃阳明经热之脉，何以仍用桂枝汤？此应与第15条连读。第15条云："太阳病，下之后，其气上冲者，可与桂枝汤，方用前法。若不上冲者，不得与之。"这条是以气上冲否，作为判断是否仍予桂枝汤的标准。

何谓气上冲？此气上冲，非指奔豚之类病证的厥气上逆，而是指下后表证未解，正气未衰，正气仍可外达于肌表，与邪相争之势。

据何以判断气上冲呢？一是脉浮，二是尚有寒热、头身痛的表证，三是尚无里证。

本条之洪大脉，脉位在表，且大，乃正气驱邪之势尚盛，故应因势利导，以桂枝汤驱邪外出。

（2）《伤寒论》第26条："服桂枝汤，大汗出后，大烦渴不解，脉洪大者，白虎加人参汤主之。"

[按] 第25条脉洪大，与桂枝汤；此亦脉洪大，与白虎加

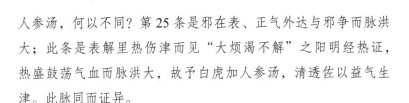

人参汤，何以不同？第25条是邪在表、正气外达与邪争而脉洪大；此条是表解里热伤津而见"大烦渴不解"之阳明经热证，热盛鼓荡气血而脉洪大，故予白虎加人参汤，清透佐以益气生津。此脉同而证异。

（3）《金匮要略·趺蹶手指臂肿转筋阴狐疝蛔虫病脉证治》："问曰：病腹痛有虫，其脉何以别之？师曰：腹中痛，其脉当沉，若弦，反洪大，故有蚘虫。"

［按］腹中痛为里证，脉本当沉；痛为经脉拘急缩踡，脉本当弦，然此腹痛不沉不弦反洪大，何也？因蚘扰气机，气乱而反洪大。临床腹痛仅凭脉洪大，尚难遽断，还应有脐周痛、阵痛、蛔虫史等。其实结合现代医学手段，不难确诊。

（二）洪之兼脉

《金匮要略·疮痈肠痈浸淫病脉证并治》："肿痛者……脉洪数者，脓已成，不可下也，大黄牡丹汤主之。"

［按］洪数者，热盛。热壅腐败气血而为脓，当下之，大黄牡丹汤主之。

［洪脉小结］

洪脉，浮而大，来盛去衰，如洪波涌起。《内经》称之钩，如洪波奔涌之时，浪头前曲，其状如钩。《内经》又称洪为大，虽脉体皆宽阔，然洪与大有别。大者，只言脉体之大，不拘浮沉，且有虚实之分，沉取无力者为虚，沉取有力者为实。洪脉皆见于浮位，且有涌盛之势，或为阳盛而脉洪，或为阴虚阳浮动而脉洪。

本节所集3条洪脉，皆洪大并称，这是重叠语法，皆言浮而大者，并非洪与大之合脉。第25条言正气强，可奔于外与邪争；第 26 条言热入阳明，热迫而脉洪大；《金匮要略·趺蹶手指臂肿转筋阴狐疝蛔虫病脉证治》言其虫扰气乱而脉洪大。

十一、大脉

（1）《伤寒论》第 186 条："伤寒三日，阳明脉大。"

［**按**］伤寒三日，热传阳明，热盛鼓荡气血而脉大。

（2）《伤寒论》第 365 条："下利……脉大者，为未止"（《金匮要略》复载）。

［**按**］大脉，言其脉体宽大。大为病进，若大而有力，为邪盛，故病进，利未止。若大而无力，属正虚，故病进；若大而无力兼浮者，乃真气浮动，亦为病进。

（3）《金匮要略·痉湿暍病脉证》："湿家病身疼发热，面黄而喘，头痛鼻塞而烦，其脉大，自能饮食，腹中和无病，病在头中寒湿，故鼻塞，内药鼻中则愈。"

［**按**］湿热在上，脉当浮而濡数之类，何以脉大？此大乃热蒸所致，故见发热、烦喘，其脉大，当兼濡数。何言寒湿？概初为寒湿，蕴久已然化热，故脉大。若依然为寒湿，脉当弦紧濡。

（4）《金匮要略·血痹虚劳病脉证并治》："人年五六十，其病脉大者，痹侠背行，若肠鸣、马刀、侠瘿者，皆为劳得之。"

［**按**］虚劳脉大，乃气浮于外而大，此大，必按之虚。若脉浮大弦劲搏指，按之亦弦大强劲搏指不柔者，乃真气外越，非真实脉，乃大虚之脉，当滋肝肾，潜敛浮阳。

［大脉小结］

大脉指脉体宽大而言，浮沉不拘。大有虚实之分，以沉取有力无力别之。沉取有力者邪实，沉取无力者正虚。邪实脉大为病进。正虚脉大而浮起，为阳气脱于外，亦为病进，愈浮大愈虚。若脉弦长实大搏指，已失柔和之象者，此非实证，乃胃气败，真气脱越，当急敛真气，防阴阳离决。

十二、微脉

（一）微之单脉

1.《伤寒论》第23条："太阳病，得之八九日，如疟状，发热恶寒，热多寒少，其人不呕，清便欲自可，一日二三度发，脉微缓者，为欲愈也。脉微而恶寒者，此阴阳俱虚，不可更发汗、更下、更吐也。面色反有热色者，未欲解也，以其不能得小汗出，身必痒，宜桂枝麻黄各半汤。"

［按］微脉乃浮细无力如欲绝，为气血微。但仲景所言之微，不强调脉位浮，主要指细而无力即称微。

"微脉"之微，作定语讲，有细小之意，指略缓或稍缓。若将此微作微脉讲，则气血已微弱，何言欲愈耶。脉贵和缓，虽尚有寒热，已见缓脉，乃邪退正复之象，故欲愈。

太阳证，当寒热并见，此脉微，乃但寒不热，为阴阳俱虚，故不可汗吐下。

2.《伤寒论》第49条："脉浮数者，法当汗出而愈。若下之，身重心悸者，不可发汗，当自汗出乃解，所以然者，尺中脉微，此里虚，须表里实，津液自和，便自汗出愈。"

［按］脉浮数，乃表热，本应汗解，却误下，致里之正气伤，尺脉微。即使仍有脉浮数之表热，因脉微里已虚，即不可再汗。

"须表里实，津液自和，便自汗出愈。"这是阴阳和而出之汗，诚广义发汗法，不汗而汗之正汗。见此正汗，知阴阳已和，故愈。

3.《伤寒论》第94条："太阳病未解，脉阴阳俱停，必先振栗汗出而解。但阳脉微者，先汗出而解；但阴脉微者，下之而解，欲下之，宜调胃承气汤。"

［**按**］此战汗，先寒战而后汗后，谓之战汗。振栗即寒战。战汗，可脉伏，战后发热汗出而脉亦起。此阴阳俱停，即脉伏。阳脉微与阴脉微，并非微脉，果为微脉，乃正气已衰，胡可予汗下之法。第23条已明示，脉微者，不可更发汗、更下、更吐。本条之微，却言汗下解，显然此微非微脉，乃指伏而言，作定语解，即阳脉略伏者，汗而解之；阴脉略伏者，下而解之。

4.《伤寒论》第160条："伤寒吐下后，发汗，虚烦，脉甚微。八九日心下痞硬，胁下痛，气上冲咽喉，眩冒，经脉动惕者，久而成痿。"

［**按**］伤寒汗吐下，阳气已衰，故脉微甚。其烦者，乃阳虚而烦；厥气上逆，致气上冲，眩冒、动惕，心下痞硬、胁痛。阳衰不用而为痿。

5.《伤寒论》第245条："脉阳微而汗出少者，为自和也；汗出多者，为太过。"

［**按**］阳明病，法多汗，乃热蒸汗泄所致。今由多汗而转汗少，脉由洪大转为微，乃邪退正未复，为欲解之象，故为自和。若汗多，既可伤阳，又可伤津，故为太过。

6.《伤寒论》第286条："少阴病，脉微，不可发汗，亡阳故也。"

［**按**］少阴病见脉微，为亡阳，故不可汗。

为什么导致少阴病用汗法呢？因少阴病可见恶寒肢厥。恶

平脉辨证仲景脉学

寒肢厥，可因阳衰所致，其脉当微细欲绝；亦可因阳郁而见，其脉当沉而躁数。若阳郁因寒束所致者，可予汗法治之。惜庸医只见症状而不别脉，致亡阳之寒厥亦用汗法，乃虚其虚也。由此可见脉诊何等重要。

（7）《伤寒论》第287条："少阴病，脉紧，至七八日，自下利，脉暴微，手足反温，脉紧反去者，为欲解也，虽烦，下利，必自愈。"

［按］①少阴病，本当脉微细，何以反见紧脉？紧乃阴寒收引凝泣，脉踡缩绌急而脉紧。反见紧者，原因有二：一是阳虚阴盛，阴寒收引凝泣而脉紧，其紧当无力。一是少阴病，客寒直犯少阴，致脉紧，其紧当较有力。

②"自下利"。少阴病本可下利，此下利乃阳衰所致。自下利，乃正气来复，逐寒外出的一种表现，是人体自修复的功能。如第110条："振栗自下利者，此为欲解也。"何以区分是阳衰下利，还是正气来复下利？本条明确地提出了区分二者的标准，即紧去脉暴微，手足反温，这是邪去阳气来复的表现，故"虽烦下利，必自愈。"

③"脉暴微"，是指由紧脉而转为脉微。这个"微"，亦是相对于前之紧脉言，若转至微细欲绝的程度，则是阳衰之脉，不可能自愈。

8.《伤寒论》第315条："少阴病，下利脉微者，与白通汤。"

［按］少阴病下利、脉微，此阳衰阴盛，与白通汤者，回阳救逆。用葱白者，通阳破阴。加人尿、猪胆汁者，防其格拒，以免脉暴出而阴阳离决。

9.《伤寒论》第317条："少阴病，下利清谷，里寒外热，手足厥逆，脉微欲绝，身反不恶寒，其人面色赤，或腹痛，或干呕，或咽痛，或利止脉不出者，通脉四逆汤主之。"

　　[按] 此格阳、戴阳，脉微欲绝，阴盛格阳。其脉亦可见虚大，或阳虚大而阴微细欲绝。

　　"利止脉不出者"，少阴下利，若利止，本是向愈之兆，当有脉渐起、肢转温等。若未见阳复之兆，仅见利自止，乃化源已竭，并非佳兆。

　　10.《伤寒论》第338条："伤寒脉微而厥，至七八日肤冷，其人躁无暂安时者，此为脏厥。"

　　[按] 脉微、肢厥、肤冷，乃一派阴证。则此躁无暂安，乃阴躁，神无所倚而躁扰不宁，故名之曰脏厥。

　　11.《伤寒论》第343条："伤寒六七日，脉微，手足厥冷，烦躁，灸厥阴。厥不还者，死。"

　　[按] 肢厥、烦躁，火郁、阳明腑实者可见，阳衰者亦可见。何以知阳衰？脉微可知，微乃阳微之脉。灸之阳不回，故死。

　　12.《伤寒论》第385条："恶寒脉微而复利，利止，亡血也，四逆加人参汤主之。"

　　[按] 恶寒、下利、脉微，亡阳也。利止，若脉渐起，肢转温，神渐昌，当为好转之兆；若脉仍微且寒厥，乃化源已竭，此非佳兆。

　　13.《伤寒论》第389条："既吐且利，小便复利，而大汗出，下利清谷，内寒外热，脉微欲绝者，四逆汤主之。"

　　[按] 脉微欲绝，亡阳之脉。其吐利、大汗、小便复利诸症，皆阳衰不摄；其外热者，乃虚阳浮越于外，格阳也。

　　14.《伤寒论》第390条："吐已下断，汗出而厥，四肢拘急不解，脉微欲绝者，通脉四逆加猪胆汤主之。"

［按］此阳衰较前条更甚，故脉微欲绝；且化源已竭，故下断。

（二）微之兼脉

1. 微弱

（1）《伤寒论》第27条："太阳病，发热恶寒，热多寒少，脉微弱者，此无阳也，不可发汗。"

［按］此以脉定证。

太阳病寒热，本当汗解，若脉微弱，此无阳，禁汗。

微乃浮细无力，弱乃沉细无力，此正气已衰，故不可汗，此微弱，不拘浮沉，乃重叠语，即细弱无力欲绝之意。即使尚有表证，亦以扶正为务。

（2）《金匮要略·妇人产后病脉证治》："产妇郁冒，其脉微弱，呕不能食，大便反坚，但头汗出，所以然者，血虚而厥，厥而必冒。"

［按］郁冒者，头眩目瞀也，阴血虚，孤阳独上使然。阴血虚则脉微弱。

（3）《伤寒论》第38条："太阳中风，脉浮紧，发热恶寒，身疼痛，不汗出而烦躁者，大青龙汤主之。若脉微弱，汗出恶风者，不可服之，服之则厥逆，筋惕肉瞤，此为逆也。"

［按］此言大青龙汤宜忌。表寒内热者，可服之。若脉微弱，此阳虚也，卫阳虚则汗出恶风，大青龙汤不可服，服之为逆。

（4）《伤寒论》第139条："太阳病二三日，不能卧，但欲起，心下必结。脉微弱者，此本有寒分也。"

［按］脉微弱，阳虚阴寒盛，水寒之气上逆则心下结。卧则水寒之气更逆，故但欲起，重则不得卧。

（5）《金匮要略·痉湿暍病脉证》："太阳中暍，身热疼重，而脉微弱，此以夏月伤冷水，水行皮中所致也，一物瓜蒂汤主之。"

［按］"太阳中暍"，暍即暑也，暑必夹湿，本条脉之微弱，不同于亡阳证之脉微弱，此乃暑湿又伤冷水，郁遏阳气之脉微弱。暑能伤气，湿可伤阳，阳气既伤又被遏，致身热疼重，脉微弱。若果是阳气伤而脉微弱者，胡可予苦寒之瓜蒂吐下泻水？既用瓜蒂，可见仍以实证治之。则此微弱，仅略弱而已，此微作定语看。此略弱之脉，当兼濡数。

2. 微涩

（1）《伤寒论》第214条："阳明病，谵语、发潮热……脉反微涩者，里虚也，为难治，不可更与承气汤也。"

［按］虽有谵语、潮热、不大便，俨然一派阳明腑实之状，然脉不见沉实，反见微涩，此里虚也。则此谵语、潮热、不大便，皆因正虚所致。微为阳弱，涩缘血少，阴阳俱亏，当扶正为务，断不可下。此即以脉定证。

（2）《伤寒论》第384条："伤寒，其脉微涩者，本是霍乱，今是伤寒，却四五日，至阴经上，转入阴，必利，本呕，下利者，不可治也。"

［按］脉微涩，此阴阳两虚，致下利，正气更耗，故难治。

（3）《金匮要略·血痹虚劳病脉证并治》："问曰：血痹之病，从何得之？师曰：夫尊荣人，骨弱肌肤盛，重因疲劳汗出，卧不时动摇，加被微风，遂得之。但以脉自微，涩在寸口，关上小紧，宜针引阳气，令脉和紧去则愈。"

［按］微为阳气微，涩为精血亏，风邪得以直入而为痹。邪入，而微涩之中，又兼小紧之象。

（4）《伤寒论》第 325 条："少阴病，下利，脉微涩，呕而汗出，必数更衣，反少者，当温其上，灸之。"

[按] 脉微涩，阳衰，致呕、利、汗，便反少者，欲下断。法当温之，灸以回阳。

3. 脉微尺中小紧

《金匮要略·血痹虚劳病脉证并治》："血痹，阴阳俱微，寸口关上微，尺中小紧，外证身体不仁，如风痹状，黄芪桂枝五物汤主之。"

[按] 阴阳俱微者，阳气衰也；尺中小紧者，风寒客于下也。上条为关上小紧，本条为尺中小紧，风寒所客之病位有别。

4. 阳微阴浮

《伤寒论》第 290 条："少阴中风，阳脉微，阴脉浮者，为欲愈。"

[按]"少阴中风"，这里所说的"中风"，不是指病邪而言，而是指病的性质而言。如第 190 条云：'阳明病，若能食，名中风；不能食，名中寒"，这里的"中风"与"中寒"，就是代表病的性质，而不是指外邪，阳旺则能食，阴盛则不食。"少阴中风"，亦是此意。

少阴病本肾阳衰，故阳脉微。阴脉浮者，示少阴病阳渐复，故为愈。

5. 阳微阴涩而长

《伤寒论》第 274 条："太阴中风，四肢烦疼，阳微阴涩而长者，为欲愈。"

[按]"太阴中风"，非太阴病又感风邪，此之"中风"，乃指疾病性质而言。风属阳，此之"太阴中风"，乃指太阴病阳复之意，此与"少阴中风"同。虽脉微而涩，此太阴之本脉，然

已见长，长为阳脉，亦太阴病阳已渐复，故愈。

6. 微弱数

《伤寒论》365 条："下利……脉微弱数者，为欲自止，虽发热不死。"（《金匮要略·呕吐哕下利病脉证治》复载）

［按］脉微弱，阳衰之脉，故下利。然脉已见数，数为阳脉，示阳气渐复，即使有身热，亦以阳复视之，故欲自止，虽热不死。

数本阳脉，然亦有虚实之别，数而有力者为实，乃热迫气血而数；若无力者，乃正气虚衰，愈数愈虚，愈虚愈数。本条之数，当数而脉力渐增，知为阳复，而非正虚。

7. 微数

（1）《伤寒论》第 116 条："微数之脉，慎不可灸，因火为邪，则为烦逆，迫虚逐实，血散脉中，火气虽微，内攻有力，焦骨伤筋，血难复也。"

［按］此乃火逆，本为实热，又予灸之，故逆。

既为实热，何以脉微数？"微"，不作脉象解，而作定语解，意即脉略数。脉数，热也，故不可灸。若将"微"作微脉解，微为阳弱，则此数与微合，乃无力而数，当做虚看，愈虚愈数。既为虚寒，则应灸之。本条灸之为逆，可见此"微"，不应做微脉看，而是作定语解。

（2）《金匮要略·百合狐惑阴阳毒病证治》："百合病者……其脉微数，每溺时头痛者，六十日乃愈。"

［按］百合病，俱是来去恍惚不定之症，唯口苦、小便赤、脉微数，为其常也。何也？

脉微数，仲景云："微则气虚。"已虚之气不能固于其位浮动，致成虚热，故脉数，虚热游动走窜，飘忽无定，因而诸症亦恍惚无定。口苦、小便赤，乃虚热走窜之的征。每溺则头痛者，气随溺泄而虚热乘之。

百合病之治，仲景云："见于阴者，以阳法救之，见于阳者，以阴法救之。"本条所见之症，皆虚热之征，此即阳也。此阳非实热，果为实热，则当泻之，此乃虚热，当从阳求阴，可予百合地黄汤，以制虚阳。

（3）《金匮要略·中风历节病脉证并治》："夫风之为病，当半身不遂，或但臂不遂者，此为痹。脉微而数，中风使然。"

[按] 脉微而数者，微为阳弱；数与微合，必数而无力，则此数非热，乃主虚寒。此风之为病，则非外风，乃属虚风内动，以其脉虚可知。

（4）《金匮要略·肺痿肺痈咳嗽上气病脉证治》："肺痈，当有脓血，吐之则死，其脉何类？师曰：寸口脉微而数，微则为风，数则为热；微则汗出，数则恶寒。风中于卫，呼气不入；热过于营，呼而不出。风伤皮毛，热伤血脉，风舍于肺，其人则咳，口干喘满，咽燥不渴，多唾浊沫，时时振寒。热之所过，血为之凝滞，蓄结痈脓，吐如米粥，始萌可救，脓成则死。"

[按] 本条论述肺痈从开始发病到死亡的全过程。可分三个阶段：

第一阶段为外感风邪，病在肺卫，出现发热、恶寒、汗出。这些症状，颇类太阳中风桂枝汤证。

太阳中风当脉浮缓，何以本条脉微数？前述微数之脉当做虚寒解，何以此微数而作风伤肺卫呢？

桂枝汤证的本质是营卫两虚，若感受风邪，风为阳邪而热，即可脉微数。

关于桂枝汤证的脉象，第12条"阳浮而阴弱"，浮而按之减，此虚脉。第42条脉浮弱，乃虚脉。第240条"脉浮虚"，亦为虚脉。

本条之见症，既然与桂枝汤证雷同，则其脉当亦同，微数之脉，亦为虚脉，是因正虚而又感受风邪，所以，肺痈的初始阶段与桂枝汤证的病因、病机以及症状、脉象是一致的。

第二阶段：风客肺卫，阳郁化热，风伤肺，热伤营，因而蓄结为痈。

第三阶段：热伤气血而脓成，吐如米粥，致成危重之死证。

前曰"脉数虚者为肺痿，数实者为肺痈。"何以本条言肺痈，又云脉微数？岂不抵牾？非也，微数乃言肺痈之始病阶段；数实乃言肺痈已成阶段。

（5）《金匮要略·呕吐哕下利病脉证治》："寸口脉微而数，微则无气，无气则荣虚，荣虚则血不足，血不足则胸中冷。"

［按］微数阳气虚。气与荣同根，气虚则荣虚血不足。胸为阳位，乃清旷之野，清阳所居，阳气虚，则阴乘阳位，故胸中冷。

8. 微细

（1）《伤寒论》第60条："下之后，复发汗，必振寒，脉微细，所以然者，以内外俱虚也。"

［按］脉微细，乃少阴病之脉。何也？汗下伤阳也，致内外之阳皆虚。

（2）《伤寒论》第281条："少阴之为病，脉微细，但欲寐也。"

［按］此少阴病提纲证。脉微细，为少阴病之提纲脉，皆阳衰无力鼓荡血脉，致脉微细。此之微细，非浮而见，乃沉取所得，确切地描述，应是沉细弱，但欲寐，是欲寐而似寐非寐。

"阳气者，精则养神"，阳衰而神靡，故但欲寐。至于少阴病的肢厥、畏寒、踡卧、吐利等，无须复赘，尽在不言中。

（3）《伤寒论》第351条："手足厥寒，脉细欲绝者，当归四逆汤主之。"

[按]手足厥逆，脉细欲绝，阳衰可知。阳虚固当辛热回阳，但脉细血亦虚，辛热恐耗其阴，故不用四逆辈，改用养血通阳之法，予当归四逆汤主之。

9. 微缓

《伤寒论》第23条："太阳病，得之八九日，如疟状，发热恶寒，热多寒少，其人不呕，清便欲自可，一日二三度发，脉微缓者，为欲愈也。"

[按]太阳病，寒热如疟，一日二三度发。疟当寒热往来，发有定时；此亦寒热交作，一日二三度发，似疟而非疟。何也？若邪盛正强者，当寒热持续，无间歇；已病八九日，邪已衰，正亦弱，二者无力持续交争，则寒热可有间歇，待正蓄而强，则再次交争，则寒热又作。这恰似两人打架，互不能胜，则歇一歇，喘喘气再打，故一日二三度发。

不呕，无少阳证；清便欲自可，无阳明及三阴里证，邪仍在表。正气虽已略虚，然仍可拒邪内传，邪仍在表。

"脉微缓者"，脉贵和缓，脉静者为不传也。微作定语解，即脉略缓，示邪退正复，故欲愈。

10. 阳微阴弦

《金匮要略·惊悸吐衄下血胸满瘀血病脉证治》："师曰：夫脉当取太过不及。阳微阴弦，即胸痹而痛。所以然者，责其极虚也，今阳虚知在上焦，所以胸痹心痛者，以其阴弦故也。"

[按]①"脉当取太过与不及"，此诊脉之大纲。脉学虽纷

纭繁杂，千变万化，然其关键在于首先判明是太过还是不及。太过者，邪气盛也，此为实；不及者，正气虚也，此为虚，此即脉纲。

脉纲，有以阴阳为纲者，有以浮沉迟数为纲者，有以浮沉迟数虚实滑涩为纲者，等等，总未得其要。吾遵仲景，独以虚实为纲，即以太过不及为纲，他皆非脉纲。景岳独具慧眼，提出以虚实为纲。曰："千病万病不外虚实，治病之法无逾攻补。虚实之要，无逾脉息。"景岳这一见解，深合经旨，与《内》《难》一脉相承。《素问·调经论》曰："百病之生，皆有虚实。"《灵枢·经脉》曰："其虚实也，以气口知之。"《难经·六十一难》："诊其寸口，视其虚实。"

脉的虚实，当以沉取有力无力为辨。因沉为本，沉为根，沉候的有力无力，才真正反映脉的虚实，有力为实，无力为虚。脉实证实，脉虚证虚。正如《医宗金鉴》所说："三因百病之脉，不论阴阳浮沉，迟数滑涩大小，凡有力皆为实，无力皆为虚"，不论脉分27种还是34种，皆当以虚实为纲。

②"阳微阴弦"，此以脉定病机。何以胸痹心痛？原因甚广，凡心本身的虚实可引起心痛，五脏六腑相干的厥心痛，亦可引起心痛。本条之胸痹心痛，因何而得？诊其脉则知之。阳微，乃上焦阳虚；阴弦，乃下焦阴寒上乘阳位，故胸痹而痛。治当温阳以散寒凝，桂甘姜枣麻辛附汤等可选用，使"大气一转，其气乃散"。大气者，胸中的一团阳气；"其气乃散"之气，乃阴寒之气也。此即离照当空，阴霾自散。

11. 微大来迟

《金匮要略·惊悸吐衄下血胸满瘀血病脉证治》："病人胸满唇痿，舌青口燥，但欲漱水不欲咽，无寒热，脉微大来迟，腹不满，其人言我满，为有瘀血。"

[按]胸满唇痿，舌青口燥，但欲漱水不欲咽、自觉腹满等，皆瘀血之征。脉"来迟"者，瘀血阻滞而脉涩也。"微大"，略大之意，微作定语，不作脉象解；略大者，病在血分，而不在气分，气尚可鼓动而脉稍大。

12. 脉自微，涩在寸口，关上小紧

《金匮要略·血痹虚劳病脉证并治》："问曰：血痹之病，从何得之？师曰：夫尊荣人，骨弱肌肤盛，重因疲劳汗出，卧不时动摇，加被微风，遂得之。但以脉自微，涩在寸口，关上小紧，宜针引阳气，令脉和紧去则愈。"

[按]"夫尊荣人，骨弱肌肤盛"，骨弱，里虚；肌肤盛，肥胖也；汗出被风，风客经脉而为痹。脉微，阳气衰；涩为血滞；小紧乃风邪所客。当通阳散风，邪去脉和则愈。

13. 趺阳脉微弦

《金匮要略·腹满寒疝宿食病脉证》："趺阳脉微弦，法当腹满，不满者，必便难，两胁疼痛，此虚寒从下上也，当以温药服之。"

[按]趺阳，胃脉也。脉微弦，即弦而无力，阳虚阴寒也。阴寒上逆，则腹满；阳虚不运而便难；肝失疏泄而胁疼，此虚寒上逆，故当温阳以镇阴寒。

[微脉小结]

微脉，《脉经》称之极细而软，按之如欲绝，若有若无。主气血微，微与弱，皆极细无力，但脉位不同，微见于浮位，弱见于沉位。仲景言微脉，并不强调脉位，仅着重于细而无力欲绝之象。

微脉之脉理：

①微为阳气衰。

②微作定语，而非独立之脉象，如第 23 条之微缓，即略缓或稍缓之意。

③微为邪退正未复，如第 287 条邪退脉暴微。

见微脉，总是一种阴脉、虚脉、不及之脉。景岳云：微脉"当概作虚治"，诚有见地。

十三、紧脉

（一）紧之单脉

（1）《伤寒论》第 3 条："太阳病，或已发热，或未发热，必恶寒，体痛呕逆，脉阴阳俱紧者，名为伤寒。"

［按］这是太阳伤寒的提纲证。脉阴阳俱紧，是太阳伤寒的提纲脉。

紧脉之象，主要是左右弹指，脉呈拘挛状态，古人喻为"转索""切绳""纫箄线"。

脉何以紧？因寒邪所束，寒主收引凝泣，脉踡缩绌急，故尔呈紧。

寒客于表，脉即紧，其脉位可在表，呈浮紧，若寒凝重者，脉可沉紧。浮主表，沉亦主表。正如《四诊抉微》所言："表寒重者，阳气不能外达，脉必先沉紧"。又曰："岂有寒闭腠理，营卫两郁，脉有不见沉者乎。"

寒邪内犯，客于脏腑者，其脉沉紧，脉呈拘滞踡缩状态，吾称之为痉脉。此脉乃是判断寒凝证的主要指征。寒痹心脉则心绞痛，寒痹肺脉则咳喘，胸闷痛；寒客胃肠而腹痛吐利；寒客肾脉则水肿、小便不利、血压升高；客寒筋骨则痹痛痿厥。

所以，寒凝，发病广泛，而判断寒凝证的主要指征就是脉紧。

阳虚则阴寒内生，此阴寒，亦可致脉紧，然沉紧无力。

其他邪阻亦可脉紧，如宿食、支饮、阳明热结等，此紧须四诊合参，综合判断。

（2）《伤寒论》第140条："太阳病，下之后，脉紧者，必咽痛。"

[按] 太阳病，邪在表，本当汗解，误下之，表邪入里，可变证丛生。下后脉紧者，乃寒邪入里，则此咽痛，当为寒痹二阳。

（3）《伤寒论》第192条："阳明病，初欲食，小便反不利，大便自调，其人骨节疼，翕翕如有热状，奄然发狂，濈然汗出而解者，此水不胜谷气，与汗共并，脉紧则愈。"

[按] 此为狂汗，同战汗。

小便不利，骨节疼，脉紧，此寒湿客于筋骨。翕翕发热者，阳气被遏而为热。尚能食，大便自调，胃气尚强，故曰水不胜谷气。

此寒湿客于筋骨，表里之气不通，正气不能外达与邪争，致有骨节疼、发热、小便不利。待溃其伏邪，使表里之气通；或正气蓄极而强，奋与邪争。正邪剧争，或作战汗，或发狂汗，正气胜，即水不胜谷气，则濈然汗出而解。此与《温疫论》之达原饮证似。

谷气胜，寒水退，则紧除病愈。此紧，主寒水之气。

（4）《伤寒论》第283条："病人脉阴阳俱紧，反汗出者，亡阳也，此属少阴，法当咽痛而复吐利。"

[按] 脉阴阳俱紧，本当为太阳伤寒。然太阳伤寒，法当恶寒发热、无汗、头身痛，反汗出者，此为亡阳，阳衰不固而汗

出，甚至亡阳脱汗。然此紧，必与太阳伤寒之紧有别，此为阳衰阴盛而脉紧，必紧而无力；太阳伤寒之紧，必紧而有力。再参以吐利咽痛、肢厥畏寒等症，当易于区分。

（5）《伤寒论》第287条："少阴病，脉紧，至七八日，自下利，脉暴微，手足反温，脉紧反去者，为欲解也。虽烦下利，必自愈。"

[按] 少阴病，脉当微细，其紧者，乃阳虚阴盛，阴寒收引凝泣而紧，当紧而无力。自下利，乃正复而驱邪外出，犹如战汗。其利，反见由肢厥转温，此阳复之兆；紧去，乃阳复阴寒退。暴微者，寒去而正未复。

（6）《伤寒论》第355条："病人手足厥冷，脉乍紧者，邪结在胸中，心下满而烦，饥不能食者，病在胸中，当须吐之，宜瓜蒂散。"

[按] 邪，当指停痰、食积等。邪阻阳气不行而脉乍紧、手足厥冷、心下满而烦，此紧当按之有力，邪阻胸中使然。在上者，引而越之，故予瓜蒂散吐之。

（7）《伤寒论》第361条："下利脉数，有微热汗出，今自愈。设复紧，为未解。"（《金匮要略》复载）

[按] 此乃厥阴下利。厥阴乃阴尽阳生之脏，其为病，可寒化热化。判断其阴阳寒热之进退，仲景从不同指征来进行观察。如手足厥热，以断阴阳之进退；下利之寒热，亦判断阴阳之进退。若厥阴寒利，见脉数、微热、汗出，是阳复之兆，故今愈。若复紧，乃阴寒复胜，则未解。此紧主寒，寒胜则未解。

（8）《金匮要略·腹满寒疝宿食病脉证》："脉弦如转索无常者，宿食也。"

[按] 脉之柔缓，必阳气煦之，阴血濡之。宿食阻遏，气血

不行，脉失阳之温煦及阴血之濡润，则脉拘急而为紧，如转索无常。当吐其宿食。此与355条意同。

（9）《金匮要略·腹满寒疝宿食病脉证》："脉紧，头痛风寒，腹中有宿食不化也。"

［按］风寒客于颠顶而头痛脉紧，腹中有宿食亦可脉紧，或风寒与宿食相兼而脉紧。腹中有宿食者，除脉紧之外，当有脘腹的见证。

（10）《金匮要略·呕吐哕下利病脉证治》："吐后渴欲得饮水而贪饮者，文蛤汤主之。兼主微风，脉紧头痛。"

［按］文蛤汤，方有麻、杏、石、甘、姜等，乃表邪郁热于肺，且汗出即愈，知本方擅驱表之风寒。兼微风者，此方可用；脉紧头痛而兼寒者，本方亦可用之。

（二）紧之兼脉

（1）《金匮要略·五脏风寒积聚病脉证并治》："胁下偏痛，发热，其脉紧弦，此寒也。以温药下之，宜大黄附子汤。"

［按］紧弦皆阴脉，偏聚于胁而胁下偏痛。发热，亦是阳郁而热，故以大黄附子汤温下之。

（2）《金匮要略·黄疸病脉证并治》："趺阳脉紧而数，数则为热，热则消谷；紧则为寒，食即为满；尺脉浮为伤肾，趺阳脉紧为伤脾，风寒相搏，食谷即眩，谷气不消，胃中苦浊，浊气下流，小便不通，阴被其寒，热流膀胱，身体尽黄，名为谷疸。"

［按］趺阳紧而数者，紧为寒，数为热，寒客脾胃而热郁。发为谷疸者，脾不化湿，胃热内郁，湿热熏蒸，而为谷疸。

（3）《金匮要略·呕吐哕下利病脉证治》："胃反，脉紧而涩，其病难治。"

［按］脾胃伤，而为胃反。紧为寒，涩为血亏，胃本多气多血，今气血皆亏，更胃反不食，胃气欲竭，故为难治。

［紧脉小结］

紧脉之象，如转索、切绳，左右弹指。紧主寒，寒主收引凝泣，故脉蹉缩绌急而为紧，此紧有力，为实。阳虚而阴盛，阴胜亦可收引凝泣而紧，此紧沉取无力，为虚。

邪气阻遏，气血不得畅达，经脉失于阳气之温煦，阴血之濡润，亦可拘急为紧，如停痰、宿食而紧者，则当结合其他四诊所见，综合判断。

十四、缓脉

（一）缓之单脉

《伤寒论》第2条："太阳病，发热汗出，恶风脉缓者，名为中风。"

［按］此太阳中风提纲证。

太阳中风，实质是虚人外感，营卫俱不足。自古以来都遵仲景之言，曰"卫强营弱，营卫不和"，实则是营卫俱不足。太阳中风的代表方为桂枝汤，桂枝汤机理，就是营卫双补，扶正以祛邪。方中桂枝甘草辛甘化阳，以助卫；芍药甘草，酸甘化阴以益营，更加生姜、大枣、啜粥以培中，扶正祛邪。若果为卫强，岂可再用桂枝甘草化阳以助阳？岂不犯实实之戒。所以太阳中风的病机，应是营卫两虚，卫虚腠理开疏，风邪易入而恶风，津液外泄而自汗，卫阳郁而为热。

脉缓者，常脉之缓，和缓调达；病脉之缓，当按之略减，主风、主湿、主脾虚，此主脾虚营卫不足，风邪外客。

关于桂枝汤的脉象：

第 12 条：阳浮而阴弱。

第 25 条：脉洪大。

第 42 条：脉浮弱。

第 45 条：脉浮。

第 234 条：脉迟。

第 240 条：脉浮虚。

《金匮要略·妇人妊娠病脉证并治》"妇人得平脉，阴脉小弱。"

统观诸脉，以浮虚为桂枝汤之正脉，阳浮阴弱、浮弱、浮虚，皆相类之脉。至于脉洪大，是正气外出与邪争；脉迟乃阳明虚寒兼表，皆非桂枝汤之正脉。本条之脉缓，乃太阳中风病脉之缓，当浮缓而减，此与桂枝汤之正脉相符。

（二）缓之兼脉

《伤寒论》第 244 条："太阳病，寸缓关浮尺弱，其人发热汗出，复恶寒，不呕，但心下痞者，此以医下之也。"

[**按**] 此太阳病误下，表未解，心下痞，成太阳病之坏证。寒热、汗出，乃表虚且表证未解；不呕，无少阳证；心下痞者，胃也，邪陷于胃。

"寸缓"，寸为阳位，寸缓为卫阳已弱，而表邪未解。第 2 条云太阳中风脉缓，与此脉同。

"尺弱者"，肾阳虚，阴寒盛也。

"关浮者"，关为阴阳升降之枢，浮为阳脉，乃太阳误下，表热内陷胃中而关浮。

痞乃阴阳不交。阴阳相交谓之泰，阴阳不交谓之痞。太阳误下，热陷于中；然尺弱，下焦阴寒上乘，于是寒热错杂，心下痞满。

十五、脉静

《伤寒论》第 4 条："伤寒一日，太阳受之，脉若静者，为不传。颇欲吐，若躁烦，脉数急者，为传也。"

[按] 此条以脉与症判断病势。脉静，是针对脉数急而言。数急，即《内经》所言之躁脉，此独阳无阴之脉，故《素问·评热病论》曰："有病温者，汗出辄复热，而脉躁疾……名阴阳交，交者死也。""汗出而脉尚躁盛者死。"

何为静？乃从容和缓之象，即缓脉。此为阴阳调和之象，故不传。凡病，见和缓之象者，皆为胃气未败之兆；由病脉而渐趋和缓者，为正气来复，病入坦途，故脉贵和缓，此即静也。

十六、脉自和

《伤寒论》第 211 条："发汗多，若重发汗者，亡其阳，谵语，脉短者死，脉自和者不死。"

[按] 阴阳调和脉才能和，所以脉和，示阴阳气血之调和，故不死。何谓脉和？即脉从容和缓之象。

[缓脉、静脉与脉和小结]

缓为从容和缓之象；静脉、脉和与缓同，皆阴阳调和，有胃气之兆。病脉之中渐见缓象者，为邪退正复，为向愈之佳兆，故脉贵和缓。

病脉之缓，主风、湿、脾虚、热纵。受风脉缓者多兼浮，且有表证；湿盛脉缓者，多为濡缓，有湿阻之象；脾虚之缓者，多缓而按之减，伴脾虚之征。热盛而缓者，缓而大，兼有热象，如第 278 条："伤寒脉浮而缓，手足自温，系在太阴……以脾家实。"景岳云："缓而滑大者，多实热。"

十七、芤脉

《金匮要略·血痹虚劳病脉证并治》："夫失精家，少腹弦急，阴头寒，目眩发落，脉极虚芤迟，为清谷亡血失精。脉得诸芤动微紧者，男子失精，女子梦交，桂枝龙骨牡蛎汤主之。"

[按] 失精之人，以"家"相称，示其失精频且病久，致虚象迭起，下利清谷、亡血、失精蜂至。芤则浮大中空，虚迟皆阴脉。

芤动微紧者，正气衰，真气浮动于外而中空，故芤。动者本是阴阳搏，精血亏，阳搏于阴而动。此动，为正虚而脉慌急所致。微紧者，略紧也，阴阳皆虚，脉失温煦濡养为拘紧，然紧亦无力。

如此极虚之人，何以不用大补之剂，仅用区区桂枝龙牡汤调营卫？乃虚不受补，当因势利导，徐图之，方能渐起，骤补反致壅滞，欲速不达。东垣乃补土派鼻祖，用补中益气汤，生芪仅五分，人参仅三分，用量之轻视同儿戏，何也，亦因势利导之意，与本条一脉相承。

十八、弦脉

（一）弦之单脉

（1）《伤寒论》第 140 条："太阳病下之……脉弦者，必两胁拘急。"

[按] 弦乃阳中阴脉，阳生而阴未尽，故弦。弦主郁、主肝。肝升发不及而郁，致脉弦，两胁拘急。

（2）《伤寒论》第 142 条："太阳与少阳并病……慎不可发

汗，发汗则谵语脉弦。"

[按]《伤寒论》言太少并病共 3 条。"头项强痛"为太阳表证；"眩冒""时如结胸""心下痞硬"乃少阳见症。少阳禁汗，发汗则谵语，谵语本为阳明之见症，然阳明谵语当脉沉实，但本条脉弦，弦乃少阳之脉，据脉可知，此谵语非阳明热结，乃少阳热扰心神所致，故治当疏肝泄热，刺期门。其弦，当兼数，且弦数有力。

（3）《伤寒论》第 212 条："伤寒若吐下后不解，不大便五六日，上至十余日，日晡所发潮热，不恶寒，独语如见鬼状，若剧者，发则不识人，循衣摸床，惕而不安，微喘直视，脉弦者生。"

[按]此太阳误治，病传阳明，恶象迭生，然脉弦者生。弦主春、主肝，乃生发之气犹存，故生。

（4）《金匮要略·痉湿暍病脉证》："夫痉脉按之紧如弦，直上下行。"

[按]关于"痉脉"，可有二解：一是指痉病之脉，紧如弦，直上下行。二是指一种独立的脉象，紧如弦，直上下行，称为脉痉。似二解皆通，然细思之则未必。

若指痉病皆弦，非也。痉乃筋之病，筋之柔，必气以煦之，血以濡之。倘邪阻，气血被遏，不能温煦濡养筋脉，则可痉，此邪，可包括六淫、七情、内生五邪，此为实痉。若正气虚衰，无力温煦濡养筋脉，亦可筋拘为痉，此为虚痉。虚实之分，以弦之有力无力别之。吴瑭云痉有九，致痉之因颇多，非必脉皆弦紧直上下行。可见云痉病脉皆弦，有失偏颇。

第二种解释是指脉痉，即紧如弦，直上下行者为脉痉，此因寒凝所致。寒主收引凝泣，致脉弦紧拘滞，此即脉痉。脉痉主寒凝，凡见此脉，皆寒邪凝痹所致。寒痹于表，即太阳伤寒，太阳伤寒，"脉阴阳俱紧"。寒痹筋脉骨而肢痛者，脉亦紧；寒痹脏腑者，脉亦紧。所以，痉脉是寒凝证之标准脉象。吾于拙著《汗法临证发微》一书中，将痉脉作为寒凝证的主要指征，其权重可占80％以上。凡寒凝证，皆可以汗法治之。

（5）《金匮要略·疟病脉证并治》："疟脉自弦。"

［按］疟属少阳范畴，故其脉弦。

（6）《金匮要略·腹满寒疝宿食病脉证》："寸口脉弦者，即胁下拘急而痛，其人啬啬恶寒也。"

［按］寸口脉弦，亦阴邪窃踞阳位之象，故胁下拘急而痛，阴盛而寒、而弦。

（7）《金匮要略·痰饮咳嗽病脉证并治》"夫病人饮水多，必暴喘满，凡食少饮多，水停心下，甚者则悸，微者短气，脉双弦者寒也，皆大下后喜虚。脉偏弦者饮也。"

［按］食少，谷气不足，脾胃弱也。脾胃弱而饮多，水不化津，蓄而为饮。饮激于肺而喘满、短气，饮凌于心而为悸。弦为阳中之阴脉，温煦不及而脉拘为弦，饮亦阴类，气化不足而饮蓄。弦与饮，性相通，饮蓄则脉弦。逆定理，脉弦，又见喘悸，即可断为饮。偏弦，脉弦在左或右；双弦，乃双手脉皆弦。偏弦者，饮偏着一处，左弦，饮犯于肝；右弦，饮凌于肺；双弦者，肺肝皆为饮犯。至于病位，除脉诊外尚须结合脏腑辨证以断。

"大下后喜虚"，下以逐邪，下后邪去正未复，故喜正气一叶未复而虚，脉亦应虚。若下后脉实，乃邪气盛，为病进，故下后喜虚。

弦则为减，弦主寒，弦为阳中之阴脉。下后阳气虚，温煦不及而脉弦。弦主饮，乃气化不利，饮蓄而弦，或偏弦，或双弦，视其阳虚之处而饮蓄之，故有偏弦、双弦之异，病位有别，性质一也。

（8）《金匮要略·痰饮咳嗽病脉证并治》："咳家其脉弦，为有水，十枣汤主之。"

［按］弦主饮，水饮同类。脉弦而咳，此咳乃水饮凌肺。十枣汤逐水峻剂，此必咳喘窘迫不得卧者用之，水去则咳止。

（9）《金匮要略·呕吐哕下利病脉证治》："脉弦者虚也，胃气无余，朝食暮吐，变为胃反，寒在于上，医反下之，令脉反弦，故名曰虚。"

［按］胃反，而脉弦。弦则为减、为寒，故云"脉弦者虚也。"阳虚，脉失温煦而为弦，则此胃反亦因胃中虚冷而作。

（10）《金匮要略·呕吐哕下利病脉证治》："下利脉反弦，发热身汗者愈。"

［按］下利，发热身汗，阳衰而虚阳浮越可见，脉当微细，或因阳越而浮虚。此亦下利发热身汗，非少阴寒盛之脉，而反见弦者。弦主春，主木，乃春生少阳升发之气。下利而见脉弦，且发热身汗，乃阳复之兆，故愈。

（11）《金匮要略·趺蹶手指臂肿转筋阴狐疝蛔虫病脉证治》："转筋之为病，其人臂脚直，脉上下行，微弦，转筋入腹者，鸡屎白散主之。"

［按］转筋之病，乃筋挛而转筋。筋之柔，须阳气温煦，阴血濡润。若邪阻气血不能温煦濡养而转筋，此为实；若正气虚衰，气血无力温煦濡养而转筋，此为虚。

本条之转筋，脉见微弦，直上下行。直上下行乃弦直之象，微而弦者，阳虚脉拘之象。见此脉，则知此转筋乃阳虚不能温煦所致，法当温阳，如干姜甘草汤诸方。

（12）《金匮要略·趺蹶手指臂肿转筋阴狐疝蛔虫病脉证治》："问曰：病腹痛有虫，其脉何以别之？师曰：腹中痛，其脉当沉，若弦，反洪大，故有蛔虫。"

[**按**] 腹痛，病位在里，脉当沉。若脉弦或洪大，皆虫扰气机逆乱所致。

临床见腹痛脉弦或洪大，能诊为虫扰吗？显然不能。欲知为虫，尚须结合其他指征综合判断，如蛔虫史，阵发绕脐痛等，尤其应结合便检。

（13）《金匮要略·妇人妊娠病脉证并治》："妇人怀妊六七月，脉弦发热，其胎愈胀，腹痛恶寒，少腹如扇。所以然者，子脏开启也，当以附子汤温其脏。"

[**按**] "少腹如扇"，可有二解：一是喻其腹胀，如扇面之张开，少腹胀且大；一是喻腹寒，如以扇搧其腹，腹如被冷风。

何以腹胀、痛、寒？弦则为减、为寒，阳虚子脏开，故胀、痛、寒。何以发热？乃阳虚虚阳外浮也。以附子汤温其脏，虽方未见，然温里散寒，意可推矣。

（二）弦之兼脉

1. 弦浮大

《伤寒论》第231条："阳明中风，脉弦浮大，而短气，腹都满，胁下及心痛，久按之气不通，鼻干不得汗，嗜卧，一身及目悉黄，小便难，有潮热，时时哕，耳前后肿，刺之小差，外不解。病过十日，脉续浮者，与小柴胡汤。"

[**按**] 脉弦浮大，乃三阳合病之脉。浮为太阳，故曰"表不解"，既云表不解，必有表证可知。弦主少阳，见胁下及心痛、哕、耳前后肿。大为阳明，言"阳明中风"，此中风作阳邪

解，乃阳明热盛，故潮热，腹满、鼻干不得汗。少阳亦主三焦，三焦不利，水道不通，湿蕴于中，热与湿和，小便不利，嗜卧，身目熏黄。

本病虽三阳合病，然以少阳为主，故予小柴胡合解表里。

2. 弦细

《伤寒论》第265条："伤寒，脉弦细，头痛发热者，属少阳。少阳不可发汗，发汗则谵语，此属胃。胃和则愈；胃不和，烦而悸。"

[按] 脉弦，主少阳，细者，少阳郁结可细，细而有力；气尽血弱亦可细，细而减。

少阳误汗，则病传阳明，此属胃，汗出胃燥而便干，热结阳明上迫神明则谵语。令胃和则愈，胃不和则烦而悸。

3. 弦迟

《伤寒论》第324条："少阴病，饮食入口则吐，心中温温欲吐，复不能吐，始得之，手足寒，脉弦迟者，此胸中实，不可下也，当吐之。若膈上有寒饮，干呕者，不可吐也，当温下，宜四逆汤。"

[按] 脉弦迟，乃阴寒之脉。若弦迟有力，则为寒实阻隔而欲吐，手足寒。病在上，不可下，当在上者引而越之，吐其寒实。若弦迟，按之无力，则为阳虚，寒饮停聚胸上，其本为虚寒，当虚者补之，寒者温之，不可吐也，宜四逆汤。同为弦迟之脉，虚实判然，依沉取有力无力别之。

4. 弦大

《金匮要略·血痹虚劳病脉证并治》："脉弦而大，弦则为减，大则为芤，减则为寒，芤则为虚，虚寒相搏，此名为革，妇人则半产漏下，男子则亡血失精。"（《金匮要略·惊悸吐衄下血胸

平脉辨证仲景脉学

232

满瘀血病脉证治》复载）

[按] 脉弦大若按之有力者，为肝热或肝阳上亢；若弦大按之虚者，为阳气虚，虚阳浮动；或精血虚，虚阳浮动。究为阳气虚，还是阴血虚，尚须结合四诊所见来断。

芤与革皆浮大中空，然革脉浮大有力，形如鼓皮，按之则虚；芤脉亦浮，但浮取力逊于革，亦按之中空，或为虚寒，或为亡血失精。

5. 弦数

《金匮要略·痰饮咳嗽病脉证并治》:"脉弦数，有寒饮，冬夏难治。"

[按] 脉弦数，乃肝热，与寒饮相左。除非有其他见证，否则仅一弦数脉，难定寒饮。若解为弦主饮、主寒，数主热，则为寒饮内蓄，阳偏积一处而化热，寒饮与郁热错杂，寒之碍饮，热之助热，故冬夏难治。

6. 弦紧

（1）《金匮要略·腹满寒疝宿食病脉证》:"腹满脉弦而紧，弦则卫气不行，即恶寒；紧则不欲食。邪正相搏，即为寒疝。寒疝绕脐痛，若发则白津出，手足厥冷，其脉沉紧者，大乌头煎主之。"

[按] 弦紧沉皆阴脉，寒遏则卫不行而恶寒，紧则阴盛而不欲食。寒客经脉拘而绕脐痛，痛甚冷汗出，即白津出。名曰疝者，乃如山之石硬而鼓起。脉沉弦紧，皆阴气盛也，寒实者，沉取有力；虚寒者，按之无力或减。

（2）《金匮要略·水气病脉证并治》:"寸口脉弦而紧，弦则卫气不行，即恶寒，水不沾流，走于肠间。"

[按] 弦紧，乃阴寒凝泣之象。寒凝卫不行，则恶寒，水饮

不化走于肠间。

[弦脉小结]

①弦脉的主要特征是端直以长，直上下行。常脉之弦，如揭长竿，修长悠扬，有胃气。病脉之弦，有太过与不及，不及者，弦而无力，为虚；太过者，弦而强，如循长竿，乏柔和悠扬之象。若弦如刃者，乃胃气败，为肝之真脏脉。

②弦脉意义

a.弦为减、为虚、为寒；阳升不及，经脉失于温煦而拘为弦。如第140条："脉弦而两胁拘急。"《金匮要略·呕吐哕下利病脉证治》："脉反弦，故名曰虚"。

b.弦主少阳：如第142条之"谵语脉弦"。

c.弦主生发之气：如第212条，伤寒误治后，险象迭生，"脉弦者生"，乃生发之气犹存，故生。《金匮要略·呕吐哕下利病脉证治》："下利脉反弦，发热身汗者愈。"

d.弦主风：肝风动而脉弦，如《金匮要略·痉湿暍病脉证》："痉脉紧如弦，直上下行"，此弦当劲，亢也。

e.弦主疟：如《金匮要略·疟病脉证并治》："疟脉自弦。"

f.弦主饮：饮，阴类，脉失温煦而弦，如《金匮要略·痰饮咳嗽病脉证并治》："脉双弦者寒也"，"脉偏弦者饮也"，"咳家其脉弦，为有水"。

g.虫积：虫扰气机而脉弦，如《金匮要略·趺蹶手指臂肿转筋阴狐疝蛔虫病脉证治》："若弦……故有蛔虫。"

其他如弦主惊、主痛、主少阳等，其义较广。弦脉临床多见，临床见弦如何判断，亦须四诊相参，并结合弦之兼脉，综合判断。

十九、弱脉

（一）弱之单脉

（1）《伤寒论》第 113 条："形作伤寒，其脉不弦紧而弱，弱者必渴，被火必谵语，弱者发热脉浮，解之当汗出愈。"

[**按**]"形作伤寒"，言虽有寒热、头身痛等太阳病之形症，但非伤寒，因其脉不弦紧而弱。

弱乃沉细无力，与微细之少阴脉同，皆主阳衰。仲景未把微与弱严格区分。

"弱者必渴"，乃阳虚不能气化。

"被火必谵语"，乃阳虚，虚阳易动，扰乱心神而谵语。

"弱者发热脉浮"，弱者阳虚，虚阳不能固于其位，致浮动于外而发热脉浮。

"解之当汗出则愈"，汗出愈，不是用发汗剂发其汗则愈，此乃调其阴阳，不汗而汗之正汗者。正汗出，必阴阳充盛，且阴阳升降出入之道路通畅，方能阳加于阴而汗后出。若见正汗出，推知阴阳已调，故知必愈。

（2）《伤寒论》第 251 条："得病二三日，脉弱，无太阳柴胡证，烦躁，心下硬，至四五日，虽能食，以小承气汤，少少与微和之，令小安，至六日，与承气汤一升。若不大便六七日，小便少者，虽不受食，但初头硬，后必溏，未定成硬，攻之必溏，须小便利，屎定硬，乃可攻之，宜大承气汤。"

[**按**]"烦躁心下硬"，寒热虚实皆可见之，本条予以鉴别。

全文可分三段：第一段为起首至"与承气汤一升"；第二段自"若不大便六七日"至"攻之必溏"；第三段由"须小便利"至"宜大承气汤"。

第一段，无太阳少阳证，病在里，脉弱者，里虚也。医者只见"烦躁心下硬"，未究脉弱，故尔误为胃家实，以小承气微和之，欲令其小安。

第二段，予小承气汤，未见燥屎下，且小便少，屎未硬，攻之必溏。

第三段，为应用承气汤的指征，见烦躁、心下硬、不大便六七日，须小便利，才屎定硬，方可下之，予大承气汤。

（3）《伤寒论》第280条："太阴为病，脉弱，其人续自便利，设当行大黄芍药者，宜减之，以其人胃气易动故也。"

［按］太阴病脉弱，脾胃虚寒也，故自便利，以其胃气弱易动故也。

（4）《伤寒论》第360条："下利有微热而渴，脉弱者，今自愈。"（《金匮要略·呕吐哕下利病脉证治》复载）

［按］脉弱，是与前脉比较而言。原下利且热、渴，热盛也，其脉当滑数有力。若脉数滑实而转弱，即脉静之象，乃邪退正尚未复，故自愈。

（5）《伤寒论》第377条："呕而脉弱，小便复利，身有微热，见厥者难治，四逆汤主之。"

［按］脉弱，乃阳气虚。其呕乃阳虚而胃不受纳；身热乃阳衰格阳；厥者阳衰阴盛也，故以四逆回阳。

（6）《金匮要略·五脏风寒积聚病脉证并治》："肝死脏，浮之弱，按之如索不来。"

［按］浮之弱，按之如索之断绝，已无脉可循，乃里极虚，残留之余气浮游于外而浮，故死。

（二）弱之兼脉

《伤寒论》第286条："少阴病，阳已虚，尺脉弱涩者，复不可下。"

[按] 脉弱涩，阳虚也，下之则逆，虚其虚也。

[弱脉小结]

弱乃阳气衰微之脉。若弱极，按之如索不来，乃死脉。若原为实脉，邪去正未复而相对较前脉弱者，乃邪去正未复，为欲愈。

二十、细脉

（一）细之单脉

（1）《伤寒论》第 148 条："伤寒五六日，头汗出，微恶寒，手足冷，心下满，口不欲食，大便硬，脉细者，此为阳微结，必有表，复有里也……可与小柴胡汤。"

[按] ①本条提出一个重要概念——"阳微结"。何谓"阳微结？"

"微"，是指阳气微。小柴胡证的本质是半阴半阳，半虚半实。关于小柴胡证的本质，在第 97 条中说得很明确，曰："血弱气尽"，此即小柴胡证半阴、半虚的一面，也称之谓半在里的一面，亦即本条所言之"阳微"。

"结"，是指少阳热结，这是小柴胡证半阳、半实的一面，亦称之谓半在表的一面，亦即本条所言之"阳结"。关于这一点，在第 97 条中说得亦很明确，曰："腠理开，邪气因入，与正气相搏，结于胁下。"这就是少阳热结而半阳、半实、半表的一面。

②少阳证，何以会出现头汗出、微恶寒、手足冷、心下满、口不欲食、大便硬诸症？少阳郁热上蒸而头汗，阳微而微恶寒、

手足冷，木郁不疏而心下满、不欲食、大便硬。除此而外，尚可见头晕目眩、口苦咽干、胸胁苦满、心烦喜呕等见症，皆可以"阳微结"解之。

③脉何以细？一者气尽血弱，脉可细；一者少阳郁结，脉亦可细。因少阳证是半阴半阳，半虚半实，此细，当弦细而减。

（2）《金匮要略·五脏风寒积聚病脉证并治》："诸积大法，脉来细而附骨者，乃积也。"

［按］积乃邪聚不散，徵之有物者。邪阻甚者，气血不得升达，脉失气血之充盈鼓荡而沉细，邪遏愈重，脉愈沉细，乃至沉小、细、迟、涩、厥。若邪实而积者，脉当沉细有力；若正虚而邪积者，脉当沉细而无力。

（二）细之兼脉

1. 细数

（1）《伤寒论》第120条："太阳病，当恶寒发热，今自汗出，反不恶寒发热，关上脉细数者，以医吐之过也。"

［按］太阳病，误吐胃伤，邪陷入里，致关脉细数，细为胃阴伤，数为胃中热。若细数无力，则此数不以热看，乃因虚所致，愈数愈虚，愈虚愈数。

（2）《伤寒论》第140条："太阳病下之，脉细数者，头痛未止。"

［按］太阳病误下，正伤邪陷。细为阴伤，数乃有热。然邪陷遏郁气机者，脉亦可细数，然按之有躁急之感，治当清透郁热；若细数而减者，则数不以实热看，当养阴益阳。

2. 细沉数

《伤寒论》第285条："少阴病，脉细沉数，病为在里，不可发汗。"

[按] 少阴病，脉微细。微为阳弱，细则从微。阳衰不能鼓荡于脉而脉细，此细不以血虚、阴虚看，而为阳衰。本条脉细沉数，少阴病位在里，应沉，阳衰应细无力。何以数？正虚奋以自救，故愈虚愈数。

二十一、伏脉

（1）《金匮要略·痰饮咳嗽病脉证并治》："病者脉伏，其人欲自利，利反快，虽利，心下续坚满，此为留饮欲去故也，甘遂半夏汤主之。"

[按] 脉伏者，有留饮阻隔，气不达而脉伏；留于心下而心下坚满。欲自利者，饮有下出之势。

伏脉极沉，重按至骨方得。伏脉亦有虚实两类：虚者，阳气虚衰，无力鼓荡血脉而脉伏，此伏，当细无力。实者，邪阻脉伏，寒饮、郁火，皆可痹阻气血而脉伏，此伏当有力，属实。另外，战汗脉亦伏，亦分虚实两类。

（2）《金匮要略·水气病脉证并治》："趺阳脉当伏，今反紧，本自有寒疝瘕，腹中痛，医反下之，即胸满短气。"

"趺阳脉当伏，今反数，本自有热消谷，小便数，今反不利，此欲作水。"

[按] 趺阳，胃脉，主里，故应伏。因凤有寒痰瘀血凝结而成疝瘕，故脉紧。寒者宜温反下之，重伤其阳，故胸满短气。

趺阳当伏，以其素有胃热，而消谷，故脉数，小便当数。今溲反不利者，水为热蓄而不行，故欲作水。

（3）《金匮要略·水气病脉证并治》："寸口脉浮而迟，浮脉则热，迟脉则潜，热潜相搏，名曰沉。趺阳脉浮而数，浮脉即热，数脉即止，热止相搏，名曰伏，沉伏相搏，名曰水。沉则络脉虚，伏则小便难，虚难相搏，水走皮肤，即为水矣。"

［按］浮为阳脉，主热；迟为阴，主寒，主水，主潜降。热与水搏，气机被遏而脉沉。

趺阳胃脉，胃热盛，淫热于外而脉浮。"数脉即止"，"止"乃水停，水为热蓄而不行。"热止相搏"，指热与水结，遏阻气机，故脉伏。"沉伏相搏"，指热与水搏，水不行而为水。沉则络脉虚，沉指热与水搏，气机被遏，血气不能敷布于外而络虚。伏乃水热相结，水道不利而小便难。络虚水往从之，则水走皮肤，而病水矣。

（4）《金匮要略·水气病脉证并治》："夫水病人，目下有卧蚕，面目鲜泽，脉伏，其人消渴，病水腹大，小便不利，其脉沉绝者有水，可下之。"

［按］水病脉沉，皆因水遏气机，故脉伏，甚者脉沉绝，即脉厥。下之以逐水，水去气机通而脉起。

［伏脉小结］

伏脉乃沉极，推筋着骨乃得。

伏亦有虚实之分，一为邪阻而脉伏，一为正虚而脉伏，以沉伏有力无力别之。至于何邪所阻，正气何者为虚，亦应四诊合参，并依伏之兼脉以别之。

二十二、动脉

《金匮要略·惊悸吐衄下血胸满瘀血病脉证治》："寸口脉动而弱，动即为惊，弱则为悸。"

［按］何为动？动脉之形，独一部脉突起如豆，无头无尾，厥厥动摇，名曰动。

240

何以脉动？《伤寒论·辨脉法》云："阴阳相搏名曰动。"阴阳相搏有二：一是阴虚阳搏，一是阳盛搏阴，二者一虚一实，以沉取有力无力别之。

动脉，皆云其位在关，然据临床所见，寸关尺皆可见动脉，动而弱者，此正虚而动。正虚，神无所倚，则惊怵、动悸，皆因虚所致。

二十三、促脉

（1）《伤寒论》第21条："太阳病，下之后，脉促胸满者，桂枝去芍药汤主之。"

［按］促乃数中时止。

脉何以促？无非两类原因：一是邪阻，气血不得畅达，气血为邪羁绊而时一止，此为实，当按之有力。一为正虚，气血无力相继而时一止，此为虚，按之无力。

本条为太阳病误下伤阳而脉促。胸为阳位，清阳贮于胸中，为清旷之野，下则阳伤，胸中气机升降不利而胸满。胸中之宗气贯心脉，助心行血，胸阳不振而脉促，此促当减。

桂枝去芍药汤，去芍药之酸寒收敛，单取桂枝甘草化阳，振心阳通血脉，治此脉促胸满。

（2）《伤寒论》第140条："太阳病，下之，其脉促，不结胸者，此为欲解也。"

［按］此虽太阳病误下，然正气未伤，表邪未陷，未成结胸。

其脉促者，此促，不作"数中一止"解，而作迫急之意，乃"其气上冲"的表现。正气强，驱邪外出，故欲解。

（3）《伤寒论》第349条："伤寒脉促，手足厥逆，可灸之。"

［按］阳衰则肢厥，灸可回阳，其脉促者，亦必阳衰，血脉无力相继而时一止。促为数中时一止，其数，亦因虚而数。此促，必按之无力。

[促脉小结]

促乃数中时一止，其止，或因邪阻，气血不能相继而脉时一止；或因正虚，气血无力相继而脉时一止。其虚实之别，以脉沉取有力无力别之。至于究为何邪所阻，或正气何者为虚，须四诊合参，并结合促之兼脉全面分析。

仲景言促，尚有薄急之意，如第 140 条。

促与结，皆有时一止，其异在于数中一止曰促，缓中一止曰结。促与结皆有止，其意相通，皆有虚实之分，至于是数还是缓，并不重要，重要的是为什么歇止。

二十四、结脉

《伤寒论》第 177 条："伤寒脉结代，心动悸，灸甘草汤主之。"

《伤寒论》第 178 条："脉按之来缓，时一止复来者，名曰结。又脉来动而中止，更来小数，中有还者反动，名曰结阴也。"

［按］①结乃缓中一止复来，此亦有虚实之分。第 177 条用灸甘草汤治之，显系因虚而结、而代。

②"动而中止"，相当于期外收缩；"更来小数"，相当于期外收缩的代偿；"中有还者反动"，是代偿后恢复原有心律。这种脉象，是由于阴盛而结者，名曰"结阴"。

平脉辨证仲景脉学

二十五、代脉

《伤寒论》第 178 条："脉来动而中止，不能自还，因而复动者，名曰代阴也，得此脉者必难治。"

［**按**］何谓代脉？代乃更代之意，是指不同的脉象互相代替、更换，交错出现，其脉乍疏乍数、乍强乍弱、乍动乍止。景岳云："凡是脉忽大忽小，乍迟乍数攸而变更不常者，则均为之代。"

代分四季之代、生理之代、病理之代、死代。

二十六、急脉

（1）《伤寒论》第 86 条："衄家，不可发汗，汗出必额上陷，脉急紧，直视不能眴，不得眠。"（《金匮要略·惊悸吐衄下血胸满瘀血病脉证治》复载）

［**按**］衄家亡血，又误汗之，汗血同源，阴血更虚。血主濡之，阴血亏，经脉失濡而脉急紧；筋脉失濡则筋拘挛。筋拘而直视不能转睛，目不能瞬，额上血脉收引而陷。血不养心而不得眠。

（2）《金匮要略·脏腑经络先后病脉证》："寒令脉急。"

［**按**］寒性收引、凝泣，故寒客则脉踡缩、绌急。

二十七、脉阴阳俱停

《伤寒论》第 94 条："太阳病未解，脉阴阳俱停，必先振栗汗出而解。"

［**按**］先战后汗者，谓之战汗。

战汗分两种：一是邪气阻隔，正气不能外出与邪争，待溃其邪气，正气出而奋与邪争，可战汗而解。一是正虚无力与邪争，邪正相持，待正气蓄极而盛，奋与邪争，亦可战汗而解。

战汗而脉阴阳俱停者，即脉伏也。正气内蓄而脉伏，正气出与邪奋争而脉起，汗出脉缓则解。

二十八、脉不至

（1）《伤寒论》第292条："少阴病，吐利，手足不逆冷，反发热者，不死，脉不至者，灸少阴七壮。"

［按］少阴病，吐利且脉不至，阳衰已甚。若手足厥冷而发热，此热乃格阳。若手足未逆冷而热，此邪正相争而热，即使脉已无，尚非死证，因阳尚存。

（2）《伤寒论》第298条："少阴病，四逆恶寒而身踡，脉不至，不烦而躁者，死。"

［按］一派亡阳之兆，且脉亦绝，此为死脉。

（3）《伤寒论》第315条："少阴病，下利脉微者，与白通汤。利不止，厥逆无脉，干呕烦者，白通加猪胆汁汤主之。"

［按］下利不止，厥逆无脉者，阳衰。

（4）《伤寒论》第317条："少阴病，下利清谷，里寒外热，手足厥逆……或利止脉不出者，通脉四逆汤主之。"

［按］少阴病，下利清谷，里寒外热，此阴盛格阳。利止脉不出，阳衰化源竭也。

（5）《伤寒论》第357条："伤寒六七日，大下后，寸脉沉而迟，手足厥逆，下部脉不至，喉咽不利，唾脓血，泄利不止者，为难治，麻黄升麻汤主之。"

［按］下部脉不至，一般作肾气已绝解。

然此条证情复杂，既有寸沉迟之阳虚，肢厥泄利；又有表证误下，表未解，邪热内陷，症见咽喉不利、吐脓血；下部脉不至者，乃表邪内陷，抑遏阳气而脉不至。若果为肾阳衰，则附子必用，方中未用者，当非肾阳衰，而是阳气被遏。方中独重麻黄，且汗出愈，一者解表，一者鼓荡阳气，盖此证脉不至，当为肾阳被遏。

（6）《伤寒论》第362条："下利，手足厥冷，无脉者，灸之。不温，若脉不还，反微喘者，死。"（《金匮要略·呕吐哕下利病脉证治》复载）

[**按**] 下利、手足厥冷、无脉，亡阳也。若加喘者，气脱于上也，故死。

（7）《伤寒论》第368条："下利后脉绝，手足厥冷，晬时脉还，手足温者生，脉不还者死。"（《金匮要略·呕吐哕下利病脉证治》复载）

[**按**] 下利、肢厥、脉绝，亡阳也，肢温脉还，阳气复，故生；厥不止，脉不还，阳尽故亡。

（8）《金匮要略·脏腑经络先后病脉证》："问曰：脉脱入脏即死，入腑即愈。"

[**按**] 脉脱者，即无脉也。无脉之因有二，一为邪遏闭阻气机，此必见邪实之象，逐邪脉复即愈，如痰厥、气厥、食厥、热结等皆是。一为正气脱而无脉，必见脏器衰败之象，故死。

若寸口无脉者，当诊趺阳脉，若趺阳脉尚存者，犹可救治；若趺阳脉亦绝，则胃气亡，有胃气则生，无胃气则死。

[脉不至小结]

脉不至者有二：一为正衰脱绝，危，当急救之；一为邪遏，脉道闭而脉不至，急逐其邪，气机通，脉则复。

二十九、小脉

《伤寒论》第 271 条："伤寒三日，少阳脉小者，欲已也。"

［按］少阳病，主脉为弦。大者病进，小者邪已衰，故欲已也。

脉小有二：一为邪遏脉小，一为正虚脉小，以沉取有力无力别之。

三十、负脉

（1）《伤寒论》第 256 条："阳明少阳合病，必下利，其脉不负者，为顺也；负者，失也，互相克贼，名为负也。"

［按］负者，失也，主要指脉的大小强弱而言，小者、弱者为负也。

阳明少阳合病，热盛而利。证实脉不负，说明正气强，足以拒邪，故曰顺。若证实而脉负，正气已弱，势必土虚木乘，互相克贼，名为负也。

（2）《伤寒论》第 362 条："下利手足厥冷，无脉者，灸之。不温，若脉不还，反微喘者，死。少阴负趺阳者，为顺也。"（《金匮要略·呕吐哕下利病脉证治》复载）

［按］少阴乃太溪脉，以候肾；趺阳指冲阳，胃脉。少阴负趺阳者，即胃脉旺于肾脉，胃脉尚旺，乃胃气尚强，有胃气则生，故为顺。

三十一、脉暴出

（1）《伤寒论》第 315 条："少阴病，下利脉微者，与白通汤。利不止，厥逆无脉，干呕烦者，白通加猪胆汁汤主之。服汤脉暴出者死，微续者生。"

[按] 少阴病，下利不止，厥逆无脉，阳衰也。予白通加猪胆汁汤，通阳破阴反佐之，脉若暴出，乃阳越于外，阴阳离决，故死。脉渐起者，乃阳渐复也，生。

凡阳虚之阴脉，脉暴出者，皆为阴阳离决，主死；徐起者为阳复，主吉，主生。

（2）《金匮要略·水气病脉证并治》："脉得诸沉，当责有水，身体肿重，水病脉出者死。"

[按] 水病乃阴病，脉沉亦阴脉。若脉暴出，乃阴阳离决，故死，微续者生。

三十二、平脉

（1）《伤寒论》第391条："吐利发汗，脉平小烦者，以新虚不胜谷气也。"

[按] 霍乱，迭经吐利发汗，邪已退，正初复，脉亦平和。毕竟病乍愈，脾胃未复如初，食不慎，致食不化而烦，待饮食调理即可。

（2）《金匮要略·疟病脉证并治》："温疟者，其脉如平，身无寒但热，骨节烦疼，时呕，白虎加桂枝汤主之。"

[按] 温疟热、疼、呕，已病之躯，何以脉如平？

关于平脉，有多种解释：一解为正常脉；一解为未病时之脉，即素体脉；一解为浮沉迟数三部均等之脉。

何者为是？仲景《辨脉法》云："寸口、关上、尺中三处，大小浮沉迟数同等，虽有寒热不解者，此脉阴阳为和平。"此平，乃三部浮沉大小迟数均等之平。平，分也，分而匀适则平舒矣。

本条之"脉如平"即寸关尺三部均等之意，非人病而脉不病也。

（3）《金匮要略·痰饮咳嗽病脉证并治》："支饮亦喘而不能卧，加短气，其脉平也。"

［按］仲景云："咳家其脉弦"，何以此亦肺饮而脉平呢？此平，当以寸关尺三部皆弦解。否则，已然喘不得卧，脉还正常，则不通。

（4）《金匮要略·呕吐哕下利病脉证治》："下利，三部脉皆平，按之心下坚者，急下之，宜大承气汤。"

［按］下利，心下坚，用大承气急下之，病已急，不可能脉仍正常。此三部脉皆平，亦是指寸关尺三部脉均等之意。本条提出"三部脉"，已隐含平脉，指三部脉均等之意。

（5）《金匮要略·妇人妊娠病脉证并治》："问曰：妇人得平脉，阴脉小弱，其人呕，不能食，无寒热，名妊娠，桂枝汤主之。"

［按］胎气初结未盛，脉如平素同，即俗语云胎气还未上脉。阴脉小弱者，精血已聚而养胎，尺乍虚也。

（6）《伤寒论》第105条："伤寒十三日，过经谵语者，以有热也，当以汤下之。若小便利者，大便当硬，而反下利，脉调和者，知医以丸药下之，非其治也。若自下利者，脉当微厥，今反和者，此为内实也，调胃承气汤主之。"

［按］伤寒十三日，为再传经已毕，谵语者，热也，当下其热。小便利者，燥屎已成，脉当微厥。

脉何以微厥？有热本当脉数大，然屎已硬，阻闭气机，则脉不仅不浮大，反转沉实，甚至微厥。脉已厥者则无脉，微厥者脉尚有，故称脉微厥。"今反和者"，是指寸关尺三部脉均等，亦如《金匮要略·呕吐哕下利病脉证治》大承急下之，仍言"三部脉皆平"同意。

[平脉小结]

平脉有常脉、素体脉之意。第391条之脉平，指脉已平和。《金匮要略·妇人妊娠病脉证并治》孕妇脉平，此平有平素脉之意。然病已著，仍言脉平、脉调和者，此平指寸关尺三部脉浮沉迟数大小滑涩均等之意，不可能已然用大承气汤急下之，而脉仍平和。

三十三、蛇脉

（1）《金匮要略·痉湿暍病脉证》："痉病也，若发其汗者，寒湿相得，其表益虚，即恶寒甚，发其汗已，其脉如蛇。"

[按]痉者，肝病，肝主筋，筋之柔，需气以煦之，血以濡之。本为寒湿致痉，恶寒甚，汗之阳益伤，筋脉拘挛，蜿蜒如蛇行，此肝之死脉。

（2）《金匮要略·五脏风寒积聚病脉证并治》："肝死脏，浮之弱，按之如索不来，或曲如蛇行者死。"

[按]筋脉拘挛，按之如索，伏而不起，或蜿蜒而行，皆肝之死脉。

余曾治一同事介绍来的矽肺病人，喘甚张口抬肩，两人架着而来，诊毕家人问其预后，因其脉如蛇，死脉，贸然告曰将不出一周而亡，果如所言。

三十四、少阳脉卑

《金匮要略·水气病脉证并治》："少阳脉卑，少阴脉细，男子则小便不利，妇人则经水不通。经为血，血不利则为水，名曰血分。"

[**按**] 少阳，主升发之气，主疏泄。卑，低下、不足之意。少阳脉卑，则升发疏泄不及，三焦不通而小便不利，冲任失于疏泄而经水不通，血不利则为水。

[小结]

中医的核心特色是辨证论治，此已为业界之共识。然如何辨证论治，却众说纷纭，莫衷一是，因而必须溯本求源。

源在何处，本在何方？是张仲景创立了中医的辨证论治体系，将外感内伤融为一体，把理论与实践紧密联系，使中医学终于建成了巍峨大厦，彪炳千秋。

欲掌握这一辨证论体系，就必须回归仲景时代，探索仲景是如何建立这一辨治体系的。

1. 仲景之前的医学状态

仲景之前的医学状态，医经构建了中医理论框架，其基本形式是论文汇编；经方虽汇聚了大量宝贵的医疗经验，但基本处于经验方水平。医经与经方尚处于分离状态，理论与实践相互脱节。仲景创立了辨证论治体系，使医经与经方相融合，使理论与实践结合为一体，使散落的砖瓦木料终于建成了巍峨大厦。

2. 仲景是如何创立辨证论治体系的

仲景集秦汉之前医学之大成，又博采众长，实践中不懈求索，以超人的勇气和智慧，创立了辨证论治体系。

（1）详加分类。科学，就是分科之学，把繁杂的事物，依据其不同的质，予以分门别类，建立起科学体系。

　　仲景把千变万化的外感内伤诸病皆纳入一体，犹如一大堆乱麻，如何从中捋出一个规律性的体系？仲景首先进行分类，此即科学。

　　一级分类：将诸病分阴阳两大类。

　　二级分类：阴阳各有盛衰进退，因而将阴阳又进而分为三阴三阳六病。

　　三级分类：三阴三阳六病之中，又有表里、寒热、虚实之异，如太阳病之中风、伤寒、温病等。

　　四级分类：六病之中，又有合病、并病、兼证、传变等，因而又进一步细化分类：有桂枝汤证、桂枝去芍药汤证、桂枝加附子汤证等。

　　层层分类的目的，在于区别纷纭繁杂诸病不同的质，使一大堆乱麻编织成纲举目张的大网，以便驾驭所有的疾病。

　　层层分类，分到何时为止呢？直到分至不同个体、不同时间、空间的证为止。每个证，都须具备病性、病位、程度、病势四个要素，合之曰四定，即定性、定位、定量、定势。每个证，都是因人、因时、因地而异的。证是无限的，即使《伤寒杂病论》涵盖了外感内伤诸病，亦仅是示人以思辨、示人以规矩，掌握其思辨方法，就可融会贯通，纵横捭阖。

　　（2）引入脉学。对繁杂的事物进行层层分类，必须建立分类的依据、标准，无规矩则不成方圆。仲景全书，全部都是标准，如三阴三阳病的标准、太阳中风的标准、太阳伤寒的标准、白虎汤证的标准、承气汤证的标准以及汗法标准、下法标准等。

　　在逐层分类中，脉诊是决定性因素，仲景以脉定证，以脉定势，以脉定诸法、诸方之宜忌。脉诊是辨证论治的灵魂、精髓，此即平脉辨证。在伤寒六病每篇之标题中，皆赫然写着

"脉证并治"，标题就是旗帜，是以脉来定证。辨治大纲亦云："观其脉证，随证治之"，是依脉定证、然后立法处方，此皆"平脉辨证"。

大道至简。看似非常复杂的事物，其基本规律或道理，都是非常简单的，此即知其要者，一言而络；不知其要，流散无穷。脉象纷纭繁杂，千变万化，仲景提出了诊脉大纲，即"脉当取太过与不及"。太过者实也，不及者虚也，此即以虚实为纲。而虚实之要，在于沉取有力无力，惜仲景对此强调不足。

据《聂氏伤寒学》统计，《伤寒论》中脉证并举者135条之多，单脉18条，兼脉42条；《金匮要略》脉证并举者120余处，单脉18处，兼脉51条。

脉象虽繁，但要明于理而不拘于迹。脉的形成，无非是血的充盈，气以鼓荡。因而，脉象的所有变化，无非是气血的变化。气属阳，血属阴，气血的变化，即阴阳的变化。明阴阳气血变化之理，参以诸脉之兼及其他四诊所得，参以己意，可不拘于诸脉之形迹，概此亦守绳墨而废绳墨，统而言之曰阴阳也。倘知此，全盘皆活，随心所欲不逾矩。此即溯本求源之正途。

附：

抓住中医传承发扬的核心

□ 李士懋　河北中医学院

很多人提出要"传承发扬"，这无疑是正确的。但传承什么，如何发扬，却又存在着诸多值得深思的问题。

传承什么

中医的传承，除医德方面外，专业方面有 3 个层次：一是传承思辨体系；二是传承学术思想；三是传承临床经验。三者皆很重要，但有上中下之分。上者，乃思辨体系，此即授人以渔。君不见"辨证论治"体系的第一个字即是辨，《伤寒论》每篇标题的第一个字也是辨，此大有深意。中医为什么要辨，辨什么，怎么辨，辨的目的是什么，辨的理论指导是什么，辨的依据是什么，辨的标准是什么等等，皆须明确。

《黄帝内经》《难经》奠定了中医理论体系，而仲景创立了辨证论治体系的巍峨大厦，使医经与经方水乳交融，使理论与实践紧密结合。欲登堂入室，就必须悟透仲景是如何建立并运用这一思辨体系的。

仲景创立辨证论治体系，采取了三项措施：

一是分类。"科学者，分科之学也"。仲景依《内经》理论，首先将百病分为阴阳两类，如《金匮要略》云："阳病十八，阴病十八，五脏病各有十八，合为九十病。"五脏病各有阴阳盛衰，故阴阳病又分为三阴三阳；三阴三阳病仍有阴阳之多寡，又再次分类，如太阳病中分为伤寒、中风、温病三纲鼎立；三纲病仍有阴阳进退，又再次分类，如桂枝汤证分为桂枝去芍药汤证、桂枝汤去芍药加附子汤证等。分到何时为止呢？直分到每位患者具体时空的证，此即中医的个体化。

二是分类的目的。分类的目的，在于确定证。证，是辨证论治体系的核心。每个证，都包含四个要素，即性质、病位、程度、病势，四者可简称为"四定"，即定性、定位、定量、定势。四者可因人、因时、因地而异。

三是分类的依据。理论依据是《黄帝内经》《难经》，临床依据是四诊所采集的临床信息。

四诊之望、闻、问、切在辨证中其权重各占 25% 吗？非也，仲景以脉为首，笔者提出脉的权重当占 50% ~90%。观仲景著作，即以脉定证，

253

其辨证论治总纲中，亦云"观其脉证，知犯何逆，随证治之"。凡证，皆有四定，而脉在四定中，皆起关键作用，所以仲景的辨证论治体系，实是平脉辨证思辨体系，在望、闻、问的基础上，进而诊脉，以脉定证。笔者即将出版的《李士懋田淑霄医学全集》，约400万字，其主线就是平脉辨证，笔者以高举仲景平脉辨证大旗为己任。何谓中医？以平脉辨证思辨体系指导临床实践者，即为中医。何谓中医的正确道路？凡以平脉辨证思辨体系指导临床实践的道路，即为中医的正确道路。中医书籍汗牛充栋，孰优孰劣？衡量的标准就是平脉辨证。如今，各种学说、论文、著作、成果铺天盖地，孰是孰非？判断的标准依然是平脉辨证。中医辨的是证，治的是证，而脉是辨证论治体系的精髓、灵魂。以证来统辖百病，百病一也。

临床中，我们能明确中医病名以及西医病名固然好，可是不能明确中医病名和西医病名时，中医能不能治？只要明确了是什么证，照样可治。而证不明确，即使知道了中医和西医病名，仍然无法治。如脾虚证，几乎所有内外妇儿各科、各病，都存在着脾虚证，只要脾虚证诊断明确，就可以驾驭内外妇儿百病。

一个病，可以有若干个证，是不断运动变化的，所以中医治病，是一个证一个证地治，仿佛要脱件衣服，需要一个扣子一个扣子地解，待全部扣子解完了，衣服就脱下来了。中医治疗的原则就是"谨守病机""必求其本"，亦即依证而治。

北京中医药大学校长徐安龙于2014年12月19日在《Science》发表的一篇关于中医证的文章说："证是中医对疾病的独特定义"，"正确辨证是疾病诊断和治疗的基础。"一个分子免疫学出身的专家，能对中医有如此深刻、精确的认识，实是难能可贵。也正是由于有此深刻认识，才能提出"证候组学"的理念。

怎么发扬

中医的发扬有两条途径：一是几千年来的传统发扬；二是与现代科学手段相结合的现代发扬。

传统发扬

劳动创造了人类，创造了文明，也创造了中医。人们为了生存，就必须劳动，神农尝百草，就是这一漫长历史的真实写照。中医理论体系的形成，当以《黄帝内经》为标志。此后两三千年来，代有发展，名医辈出，致成蔚为壮观、博大精深的中医药学。

传统发扬，必须符合四个条件：一是有符合中医经典的理论依据；二是有完整的理法方药体系；三是对临床实践有重大指导价值；四是能为他人所传承，并经得起他人实践所证实。历史上的金元四大家、温病学派等，莫不如此。

如今大力提倡发明创新，这固然重要，于是许多"新学说"不断涌现。如有人说科学突飞猛进，知识不断更新，中医的病因学说还是三因，应改为物理因素、化学因素、生物因素新三因学说。听起来很先进，可是如何治化学病、物理病？老中医都得傻了眼。还有的说浊、毒、瘀等是六淫之外的第七淫，可是其理法方药的体系是什么？并未形成，尚难以成立。吴又可曾提出疠气学说，称是六淫之外的另一种邪气，这固然有其超前思想，但在辨证论治时，还得归入湿热秽浊之气中，并未成为第七淫。

传统的中医发展之路已走了几千年，使中医药学不断发扬光大，可是至今却难被承认。假设张仲景将《伤寒杂病论》拿来报奖，叶天士将《温热论》拿来立项，能被承认吗？没有随机对照的科研设计，根本不可能立项、报奖，传统发扬之路被严重冷落。

传统的中医发展之路应被承认，还应大力提倡。中医有中医的理论体系，有中医的固有特色，中医的立项、评奖，应从科技部剥离出来，由真正的中医专家来评；应建立中医的评价标准，不要以西医的标准来评价中医。

传统发扬，是在中医之树的根、干上的发扬，这才是中医几千年行之有效的发扬之路。

现代发扬

中西医，是在中西文化大背景下的两种医学体系，必然要相互碰撞交融，这是历史的必然趋势。但如何逐渐交融，确实存在一个方法、道路问题。

从新中国成立之初提出"中西医结合"以来，已半个多世纪了。开始阶段，觉得很合理，无论中医西医，目的都是为人类的健康服务，各有所长，应该结合。但随着研究的深入，很多深层次的问题暴露了出来。

衡量这些科研成果的价值有一条标准，就是看其对中医的发展有多大裨益。如果在中医理论体系基础上形成了新的学说，且对中医临床实践有重大指导价值，那就是有益的创新发扬，反之则非。

几十年来，国家投入大量人力物力，成立了许多科研机构，冷静想一下，对中医的发展有多大益处？值得一提的是创制了一个青蒿素，可是因属单体化合物，还归入西药之中了。多数科研是定一个方子，对应西医一个病，按随机、对照、重复的三原则，做了很多指标，甚至分子水平、基因组合、蛋白组合等等。这并不符合中医的理论体系。中医的核心是证，是个体化的，是动态的，如何能一方包治一个病？即使有疗效，那也充其量是个经验方而已。

南京中医药大学校长胡刚，在该校成立 60 年校庆讲话中说："SCI 是美国针对西医西药、生物学研究期刊制定的一套标准，与中医药风马牛不相及，为什么非要逼着中医药人去追求高分值 SCI 论文？这显然是不科学的。""离开中医药理论的指导，都不能说是中医现代化研究。"敢说这些有悖于当前思潮的见解，必有熟虑的自信与胆识。如今哪个单位、哪位学子，不以发表 SCI 论文为荣。胡校长竟称之与中医药风马牛不相及，怎不令人敬佩。

现代社会毕竟在东西方文化交流的大背景下，中西医也要并存、交融，这是一个长期的历史过程，而不是揠苗助长，把未来当成现实；按西医的模式来研究中医，必然导致削足适履。

怎么办？因中医理论体系的核心是证，所以临床研究应从证而不是从病入手，以证为纲，建立起中西医沟通的桥梁。徐安龙校长提出"证候组学"的概念，是中西医结合理念，这是道路的创新，具有十分重大的价值。

"证候组学"的建立，将是一项十分艰巨的任务，但毕竟是一条正确道路，既符合中医理论体系的特色，又是一个开放、前瞻的巨大课题。中医的证，从理论上来讲是无限的、个体的。但有些证，是基本的证型，首先明确中医证候的标准，从基本证型研究做起，逐渐积累，也许经过几代人的不懈努力，最终可以完成一些基本证候的组合。到那时，极有可能颠覆现代医学的模式，见到新医药学的曙光，SCI 论文也将井喷式地涌出。

"证候组学"的研究，应以临床研究为主，而不以动物实验为主。因为研究的核心是证，而证是在望、闻、问的基础上产生的，一个老鼠，或者兔子、猫、狗、猴，满脸毛，如何望？吱吱乱叫，如何问？小爪子就那么一点，如何切？没有四诊，哪来的证？没有证，哪来的证候组学？临床研究，针对的是人，是整体的、活着的人，这种研究最符合中医的理念，其研究结果也最实用。当然，对活人的研究，其出发点是治病救人，而不是不顾病人健康、死活，二者本质迥异。

认准了证，就抓住了中医的纲，就开启了中医现代研究的正确方向。证，何其重要。徐安龙、胡刚二位校长可谓不随波逐流、敢立潮头的明白人，中医有望矣。

《中国中医药报》2015 年 3 月 13 日第三版